分享糖尿病医学知识，陪伴每一位糖尿病患者。

专家细说糖尿病系列

解密糖尿病并发症

主编 刘师伟

科学出版社

北 京

内 容 简 介

本书从糖尿病并发症的分类、流行病学研究，以及糖尿病各系统并发症等方面入手，详细介绍了糖尿病在不同系统中引起并发症的机制及基本治疗手段，旨在引起糖尿病患者及其家属对糖尿病并发症的重视，使其了解糖尿病并发症早期预防的重要性，同时消除对糖尿病并发症的恐慌。

本书不仅面向广大的糖尿病患者及其家属，同时也可为内分泌初级医师及更多的基层医师进行糖尿病健康宣教提供参考。

图书在版编目（CIP）数据

解密糖尿病并发症 / 刘师伟主编. —北京：科学出版社，2021.12

（专家细说糖尿病系列）

ISBN 978-7-03-070830-4

Ⅰ. ①解… Ⅱ. ①刘… Ⅲ. ①糖尿病—并发症—诊疗 Ⅳ. ①R587.2

中国版本图书馆CIP数据核字（2021）第259955号

责任编辑：戚东桂 / 责任校对：张小霞
责任印制：赵 博 / 封面设计：龙 岩

科学出版社 出版

北京东黄城根北街16号
邮政编码：100717
http://www.sciencep.com

三河市骏杰印刷有限公司 印刷
科学出版社发行 各地新华书店经销

*

2021年12月第 一 版 开本：880×1230 1/32
2021年12月第一次印刷 印张：9 3/4
字数：200 000

定价：**49.80元**

（如有印装质量问题，我社负责调换）

《解密糖尿病并发症》编写人员

主编

刘师伟　山西白求恩医院

编者

李瑞钢　AZ POWER，INC

南　杰　太原日报社

陈晓琴　山西白求恩医院

段瑞雪　山西白求恩医院

张晨霞　山西白求恩医院

任文霞　山西白求恩医院

穆娇君　山西白求恩医院

吴亚茹　太原市中心医院

莫　矜　太原市中心医院

杨　华　太原市中心医院

李　爽　太原市中心医院

李　楠　山西医科大学

李乃适教授题字：

解密糖尿病并发症

序

糖尿病是由遗传和环境等多种因素共同作用而形成的一种复杂性疾病，其患病率在发达国家和发展中国家都呈逐年上升趋势。然而，目前糖尿病存在患病率高、病情控制差、并发症和死亡仍高发等问题，亟须制订有效的防治措施，以实现糖尿病的早防早治，提高糖尿病患者的生活质量和预期寿命。

首先，在医患矛盾频出的环境下，糖尿病的复杂性和长期性等特点对临床医生提出了更高的要求，而和刘师伟医生的结识让我看到了年轻一代医生的新希望。面对患者的提问，她从来都是不厌其烦，耐心解释；面对长期卧床的患者，她也是悉心照顾，无微不至；面对疑难病例，她更是不断查阅文献，虚心请教；她所带领的研究团队总是积极乐观，硕果累累。在临床工作中，刘师伟医生不断总结经验，希望通过多种渠道让糖尿病患者获益，因此"专家细说糖尿病系列"丛书应运而生。该丛书包括《漫话糖尿病》《糖尿病生活百科》《解密糖尿病并发症》《糖尿病防治早知晓》4个分册，从不同角度解析了糖尿病，是糖尿病患者及家属必备的宝典。

其次，糖尿病具有高患病率和低知晓率等特点，这也对糖尿病相关医学知识的科普工作提出了挑战。该丛书内容主要出自国内外最新糖尿病诊治指南，部分观点是笔者查阅大量文献提炼而成，而且在糖尿病预防和治疗方面给出了实用的小技巧，便于患者进行自我管理。同时，也加入了少量糖尿病领域最新科研成果，以帮助读者正确把握糖尿病诊治的新动向。总之，这是糖尿病患者不可错过的精彩读物。

在"专家细说糖尿病系列"丛书的背后不仅有强大的专业医护团队，还有国内乃至世界前沿的科研队伍。它也真正践行着"分享糖尿病医学知识，陪伴每一位糖尿病患者"的宗旨，定会得到广大读者的喜爱。"专家细说糖尿病系列"丛书之《解密糖尿病并发症》从专业角度解读糖尿病相关并发症，使糖尿病患者真正了解、认识糖尿病并发症，做到科学有效预防，以提高生活质量。在这里，愿所有糖尿病患者都能得到关爱与陪伴，早日战胜糖尿病！

北京协和医院

赵维纲

2021 年 2 月

前　言

　　糖尿病是一组多病因引起的以慢性高血糖为特征的代谢性疾病。随着高热量饮食和少动生活方式的流行及人口结构老龄化趋势的加快，我国糖尿病患病率在过去 30 年中增长了近 10 倍，随之而来的糖尿病并发症发生率也逐年攀升。据世界卫生组织统计，糖尿病并发症高达100 多种，是目前已知并发症最多的一种疾病，长期血糖升高主要会导致大血管、微血管受损，并危及心、脑、肾、周围神经、视网膜、足等。2019 年国际糖尿病联盟统计数据显示，糖尿病的长期并发症可出现在 2 型糖尿病患者的诊断过程中，并可在 1 型糖尿病发病后早期（约5 年）出现。而糖尿病慢性并发症是导致糖尿病患者残疾和死亡的最重要原因。据国际糖尿病联盟统计，2019 年约有 420 万人（20 ～ 79岁）死于糖尿病或其并发症，相当于每 8 秒有 1 人死于糖尿病，约占全球全死因死亡例数的 11.3%。糖尿病及其并发症已成为不容忽视的威胁人类生命健康的公共卫生问题。正如人们所说，糖尿病不可怕，可怕的是糖尿病并发症。

　　糖尿病并发症一旦出现，药物治疗很难逆转，因此糖尿病患者应防患于未然，尽早预防糖尿病并发症的发生。糖尿病患者的自我管理是成功预防或延缓糖尿病并发症发生的重要方面。糖尿病患者运用好"四个点"非常重要，即多学点、少吃点、勤动点、放松点。同时糖尿病患者还应了解糖尿病基本知识，防微杜渐，预防并发症的发生。

在《漫话糖尿病》和《糖尿病生活百科》的基础上，《解密糖尿病并发症》将全面介绍糖尿病并发症，让患者深入了解糖尿病并发症的发病机制，同时提供科学指导，帮助患者预防并发症。本书的特色包括以下几个方面。

（1）深入浅出：从糖尿病并发症的机制入手，结合当前临床上糖尿病并发症的特征性表现及国内外最新诊治指南，让读者从根本上了解糖尿病并发症，并给出科学的指导，缓解糖尿病患者"闻糖色变"的焦虑情绪，提高患者对糖尿病及其并发症的了解程度。

（2）覆盖面广：本书详细介绍糖尿病累及不同器官所导致的并发症的临床表现、病理特征及治疗方案等。希望可以让糖尿病患者正视糖尿病并发症对健康的危害，真正掌握预防糖尿病并发症的科学方法，提高糖尿病患者的生活质量。

（3）实用性强：糖尿病是一种常见病、多发病。一旦被确诊为糖尿病，不论是糖尿病患者，还是患者家属，要想在短时间内全面认识糖尿病并掌握一定的预防和缓解技巧，拥有一本通俗易懂的行动指南是必要的。同时，糖尿病是一种需要长期管理的疾病，医生需要对患者生活的方方面面做出指导，对于刚进入临床的医学生或年轻医生来说，在同患者交流时运用本书中的内容会达到事半功倍的效果。

感谢所有参与编写和修改本书的专家和医生们，也祝愿每一位糖尿病患者在本书的陪伴下能够更好地控制血糖，健康度过每一天！

诚然，限于编者的经验和水平，书中难免存在缺陷，欢迎读者提出宝贵意见和建议（Email: lswspring6@aliyun.com）。衷心地希望本书能够为每一位读者提供帮助！

另外，创作本书的编者们创建了微信公众平台——文糖医（微信号：wentangyi），以方便读者间交流及了解平台提供的更多最新糖尿病医学知识，平台的精彩内容也会是"专家细说糖尿病系列"丛书的延续，相信会给每一位糖尿病患者带去更大的帮助和支持！

2021 年 1 月

目　录

第一章

糖尿病并发症概述

第一节 糖尿病并发症分类

糖尿病是一组多病因引起的以慢性高血糖为特征的代谢性疾病。长期血糖升高会导致大血管、微血管受损，危及心、脑、肾、周围神经、视网膜、足等。据世界卫生组织统计，糖尿病并发症高达 100 多种，是目前已知并发症最多的一种疾病。临床数据显示，糖尿病发病后 10 年左右，将有 30% ～ 40% 的患者至少会发生一种并发症，且并发症一旦出现，药物治疗很难逆转，因此糖尿病患者应防患于未然，尽早预防糖尿病并发症的发生。根据糖尿病并发症发生的急缓及病理上的差异，可将其分为急性和慢性两大类。

1. 糖尿病急性并发症

糖尿病急性并发症主要包括糖尿病酮症酸中毒、高血糖高渗综合征、乳酸性酸中毒及低血糖昏迷等。其发病原因主要是胰岛素活性重度缺乏及升糖激素水平不适当升高，导致血糖过高，从而引起糖、脂肪和蛋白质代谢紊乱，以致机体水、电解质和酸碱平衡失调。

（1）糖尿病酮症酸中毒：是较为常见的急性并发症，常见的诱因有感染、胰岛素不恰当减量或中断治疗、饮食不当、胃肠疾病、脑卒中、心肌梗死、创伤、手术、妊娠、分娩、精神刺激等。当胰岛素缺乏到一定程度时，人体内的脂肪分解就会加速，导致酮体增加。酮体中的乙酰乙酸和 β- 羟丁酸的酸性较强，超过一定浓度就会破坏人体正常的酸碱平衡环境。主要临床表现为患者原有的多尿、口渴、多饮症状加剧，血糖波动或升高更加明显。随着病情进展，患者可出现不同程度的意识障碍甚至昏迷。体检时可发现患者有脱水现象，部分患者呼气有烂苹果味。实验室检查可见尿糖、尿酮体呈强阳性；血糖升高，一般在 16.7～33.3mmol/L；血酮体升高，多在 4.8mmol/L 以上。

（2）高血糖高渗综合征：起病隐匿，从发病到出现典型临床表现一般为 1～2 周，多见于 60 岁以上的 2 型糖尿病（type 2 diabetes mellitus，T2DM）患者。初期仅表现为多饮、多尿、乏力等糖尿病症状加重，随着病情进展，可出现严重脱水和中枢神经系统损害。实验室检查可见尿糖强阳性、尿酮体阴性或弱阳性；血糖明显升高，一般在 33.3mmol/L 以上；血酮体正常或略高；有效血浆渗透压明显升高，一般在 350mmol/L 以上。

（3）乳酸性酸中毒：多发生于大量服用双胍类药物或伴有全身性疾病的患者，起病较急，患者出现深大呼吸、神志模糊、木僵、昏迷等症状。血乳酸浓度是诊断乳酸性酸中毒的特异性指标，乳酸浓度大多超过 5mmol/L。

（4）低血糖昏迷：有低血糖症状但血糖并不低于 2.8mmol/L，称为低血糖反应；血糖低于 2.8mmol/L 而没有低血糖症状，称为低血糖；有低血糖症状并且血糖低于 2.8mmol/L 为低血糖症。低血糖症最常发生于使用口服降糖药和（或）胰岛素使用过量或进食量明显减少者。低血糖昏迷是指低血糖症导致的神经精神障碍，一般表现如下：①交感神经兴奋的表现，如心慌、心悸、手颤、出汗较多、恶心呕吐。②中枢神经系统的表现，如意识障碍、定向力障碍、肢体抽搐甚至昏迷。

2. 糖尿病慢性并发症

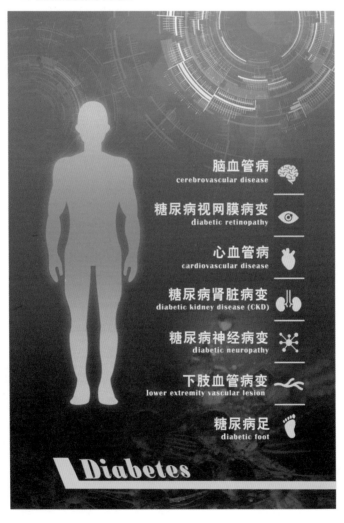

慢性并发症是糖尿病致残、致死的主要原因，主要包括：①大血管并发症，如脑血管、心血管和下肢血管的病变等；②微血管并发症，如肾脏病变和眼底病变；③神经病变，包括感觉神经、运动神经及自主神经病变等。目前普遍认为多元醇旁路、蛋白激酶 C、己糖胺激活、晚期糖基化终末产物（advanced glycation end product，AGE），以及高血糖诱导的线粒体产生反应性氧化产物增加，可能是糖尿病慢性并发症的发病机制和共同基础。

（1）糖尿病心脑血管并发症：是引起糖尿病患者死亡的首要病因。冠心病是糖尿病的主要大血管并发症。研究显示，糖尿病患者冠心病的死亡风险比非糖尿病人群高 3 ～ 5 倍。其病理机制主要与动脉粥样硬化、高血糖、高收缩压、高胆固醇、低密度脂蛋白胆固醇水平增高、高密度脂蛋白胆固醇水平下降及年龄、性别、吸烟、家族史等危险因素相关。糖尿病性脑血管病是指由糖尿病引起的颅内大血管和微血管病变。据统计，2 型糖尿病患者有 20% ～ 40% 会并发脑血管病，主要表现为脑动脉硬化、缺血性脑血管病、脑出血、脑萎缩等，这是糖尿病患者的主要死亡原因之一。

（2）糖尿病肾病：是糖尿病患者最重要的并发症之一。随着糖尿病发病率逐年攀升，糖尿病肾病在我国的发病率亦呈上升趋势，目前已成为引发终末期肾病的第二大原因，仅次于各种肾小球肾炎。糖尿病肾病患者由于存在着复杂的代谢紊乱，一旦发展到终末期，往往比其他肾脏疾病的治疗更加棘手。但积极适当的干预措施能明显减少和延缓糖尿病肾病的发生，尤其在病程早期干预治疗效果更佳。

（3）糖尿病眼部并发症：主要包括糖尿病视网膜病变、与糖尿病相关的葡萄膜炎、糖尿病性白内障等。其中糖尿病视网膜病变是糖尿病的严重并发症之一，眼底发生特异性改变，是糖尿病微血管病变中最重要的表现。临床上根据是否出现视网膜新生血管，将没有视网膜新生血管形成的糖尿病视网膜病变称为"非增生型糖尿病视网膜病变"，将有视网膜新生血管形成的糖尿病视网膜病变称为"增生型糖尿病视网膜病变"。

（4）糖尿病神经病变：最常见的类型是慢性远端对称性感觉运动性多发神经病变，即糖尿病周围神经病变，发病率很高。超过50%的患者可能出现症状，主要表现为烧灼样疼痛、电击样或针刺样感觉、感觉过敏和麻木，常在夜间加重，累及足部和手部时呈袜子、手套样分布。也有部分患者无症状，仅在神经系统检查时可发现异常。遗憾的是，在治疗上，尤其是在根治糖尿病神经病变方面相当困难，所以重点还在于预防其发生和控制发展。

综上所述，糖尿病急性并发症危害极大，要规律监测血糖，当血糖较高或波动较大时，应及时送往医院诊治；此外，糖尿病慢性并发症可损害机体多个系统，应遵从医嘱规律监测血糖、合理用药，预防慢性并发症的发生与发展。

第二节　糖尿病慢性并发症流行病学

随着高热量饮食和少动生活方式的普及及人口结构老龄化趋势的加速进行，我国糖尿病患病率在过去30年快速增长了近10倍。目前已知，糖尿病是并发症最多的一种疾病，而糖尿病慢性并发症是导致糖尿病患者残疾和死亡的最重要原因，是威胁人类生命健康的不容忽视的公共卫生问题。因此，了解糖尿病慢性并发症的患病现况及其危险因素等相关流行病学特征，将有助于针对性开展相关领域的临床和基础研究，从而制定相关防治策略。

1. 糖尿病大血管并发症

糖尿病大血管并发症以心脑血管疾病最为常见，70% ～ 80% 的糖尿病患者死于糖尿病的大血管病变。临床上观察到大血管病变常在糖尿病病史 10 ～ 15 年时出现症状，糖尿病患者发生大血管病变的概率约为非糖尿病患者的 11 倍，发病年龄较小，病变进展快，要比非糖尿病患者发生大血管病变平均提前 10 年。

（1）糖尿病心血管病变：北京大学人民医院纪立农教授牵头开展了"中国新诊断 2 型糖尿病患者治疗方案有效性评估"随访研究，其中，糖尿病患者较非糖尿病患者心血管病发病率和病死率高 2 ～ 3 倍。横断面研究提示，糖尿病是冠心病的危险因素之一，有 2/3 的冠心病患者可同时合并糖代谢异常，因糖尿病致死的患者中 80% 存在相关部位的动脉粥样硬化病变，因糖尿病住院的患者中有相关部位动脉粥样硬化的可达 75%。在前瞻性研究方面，大庆研究提示中国人新诊断 2 型糖尿病患者随访 23 年中，心脑血管病变的累计病死率为男性 8.4%，女性 7.8%。另一项香港 2 型糖尿病患者冠心病发生风险的队列研究提示，随访 14.53 年期间冠心病的累计发病率为 19.7%，冠心病相关病死率为 4.9%；该研究还显示中国 2 型糖尿病患者的心血管病变发病率和危险因素可能存在性别差异。近年研究发现，在新诊断的 2 型糖尿病患者中，50% 以上伴有冠心病。在这两类疾病的危险因素方面，心血管疾病发病的绝大多数危险因素，实际上同时也是糖尿病发病的危险因素。

（2）糖尿病脑血管病变：糖尿病与脑卒中关系密切，是脑卒中的独立危险因素。流行病学研究显示，全世界每年约 1.5 亿人患脑卒中，其中每年约有 3000 万女性患者和 2500 万男性患者死于脑卒中。在我国，每年新发脑卒中约 200 万人，每年死于脑血管病 150 万人。糖尿病患者发生脑卒中的风险是非糖尿病患者的 2 ～ 4 倍，其中85% 为缺血性脑卒中，但其脑出血的发病率与非糖尿病患者相近。而急性脑卒中患者约 43% 伴有高血糖，11% 在发病前已确诊为糖尿病，13% 是以往漏诊的糖尿病。

2. 糖尿病微血管并发症

糖尿病微血管并发症几乎可累及全身各个器官，最常见的是糖尿病肾病和糖尿病视网膜病变，不良结局包括肾衰竭、失明等。我国大城市 2 型糖尿病流行病学调查显示，微血管并发症的患病率分别为糖尿病肾病 39.7%，其中肾衰竭患者的比例为 7.0%；糖尿病视网膜病变 31.5%，其中失明患者的比例为 1.5%。

（1）糖尿病肾病（diabetic nephropathy，DN）：是糖尿病的严重并发症之一，在 1 型糖尿病和 2 型糖尿病患者中发病率分别为30% ～ 40% 和 10% ～ 20%。随着糖尿病患病率增加，DN 患病率也呈不断上升趋势，在过去 10 年里美国 DN 的患病率增加了 15%，在欧洲和日本也有相似的升高趋势。近 20 年来我国肾脏病的疾病谱正发生变化，虽然原发性肾小球疾病仍占绝对优势，但其所占的比例已由原来的 78.3% 降至 66.8%，而继发性肾小球疾病所占比例则由原来的 21.7% 升至 33.2%。

（2）糖尿病视网膜病变（diabetic retinopathy，DR）：中华医学会糖尿病学分会对 1991 ～ 2000 年全国内分泌科住院患者糖尿病慢性并发症的回顾性分析数据显示，糖尿病眼病（包括白内障、视网膜病变等）的患病率为 34.3%（其中 1 型糖尿病患者视网膜病变患病率为 20.5%，2 型糖尿病为 35.7%）。视网膜病变是最常见的糖尿病眼部并发症，常造成视力减退或失明。据统计，具有 10 年左右糖尿病病史的患者约 50% 可出现糖尿病视网膜病变，15 年以上者高达 80%，且糖尿病病情越重，年龄越大，发病率越高。针对 1991 ～ 2012 年国内 19 项糖尿病视网膜病变流行病学研究的 Meta 分析显示，我国糖尿病视网膜病变患病率为 23%，其中非增生型视网膜病变为 19.1%。值得注意的是我国糖尿病视网膜病变存在明显的地域差异，即农村高于城市，北方高于南方。

近年来，研究者发现虽然糖尿病微血管并发症的发生率有所下降，但随着糖尿病总体发病率的急剧攀升，目前糖尿病微血管并发症仍是全球公共健康所面临的一个巨大挑战。需要进一步加强对包括糖尿病微血管并发症在内的慢性病变发病机制的研究，以及糖尿病并发症的综合防治，以早期预防糖尿病微血管并发症。

3. 糖尿病神经病变

神经病变是常见的糖尿病慢性并发症，糖尿病诊断 10 年内，60% ～ 90% 的患者通过神经功能详细检查可以发现不同程度的神经病变。周围感觉神经病变是糖尿病早期最多见的神经病变，40% 左右的患者会出现手足麻木、肢端感觉减退或消失等症状。2011 年 4 月至 2012 年 3 月，中华医学会糖尿病学分会开展了全国糖尿病神经病变筛查，共纳入全国 21 家医院 3883 例糖尿病患者，采用踝反射、振动觉、温度觉、压力觉、针刺觉等筛查方法联合电生理检查，发现糖尿病周围神经病变患病率为 52.97%。

4. 糖尿病足

我国有 2.6% ～ 5.2% 的糖尿病患者会发生糖尿病足。关于糖尿病足的流行病学研究显示，我国糖尿病足患病特点呈现南北差异，北方地区糖尿病足患者发病年龄小、病程长、病情较南方重。糖尿病足截肢（趾）率高达 14%，因糖尿病足截肢的患者是非糖尿病截肢患者的 10 ～ 20 倍。近年我国调查糖尿病足与截肢关系的一项回顾性数据报告表明，糖尿病足引起的截肢占全部截肢患者的 27.3%；另一项流行病学研究显示，糖尿病足溃疡患者中，神经性溃疡占 21.2%，缺血性溃疡占 23.5%，神经缺血性溃疡占 53.1%；总体上糖尿病足溃疡患者的截肢率为 19.03%，其截肢危险因素包括吸烟、糖尿病病程长、感染、血管再生、静息痛、足部畸形及溃疡、糖化血红蛋白水平高等。

糖尿病并不可怕，可怕的是糖尿病并发症。了解糖尿病并发症的流行病学特征有利于制定针对性的防治策略，为提高糖尿病患者的生活质量提供指导和帮助。

第三节　糖尿病并发症预警信号

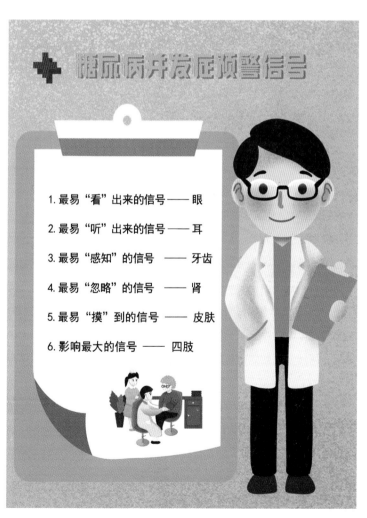

糖尿病是一组多病因引起的以慢性高血糖为特征的终身性代谢性疾病，其主要临床表现为多饮、多食、多尿、消瘦、乏力等，久病可引起多种致残甚至致死的并发症。为了防止病情进一步加重，提高糖尿病患者的生活质量，改善预后，早期预防糖尿病并发症尤为重要。其实，在并发症出现之前，身体就可能出现一些异常的症状，这些异常表现可被视为糖尿病并发症的早期预警信号。

1. 最易"看"出来的信号——眼

眼部病变主要是由于血糖长期控制不佳，对血管和视神经造成损害，出现视力急剧变化，如双眼同时患上白内障，发展迅速；瞳孔变小，在眼底检查时用扩瞳剂效果不佳，放大瞳孔的能力也较正常人差；反复眼睑疖肿、眼睑炎、睑缘炎；或眼外肌麻痹，突然上睑下垂、视物模糊、复视、头痛、头晕等，都是糖尿病眼病的预警信号。在患病初期，糖尿病患者可能只是血糖、血压或血脂控制不佳，视力还算正常；若病史达 10 年左右，出现视物模糊、阅读困难、晚上看灯出现光环、从暗到亮时需要更长时间来调节、视物出现黑点或者闪光等现象时，就要警惕糖尿病眼病；若再延误治疗，可能会出现失明。因此，糖尿病患者应控制好血脂、血糖和血压，时常检查眼底和视力。

2. 最易"听"出来的信号——耳

在并发症出现之前，糖尿病患者可能首先表现出耳鸣、眩晕、耳满胀感等轻度受损表现，如果在此期间没有及时进行治疗，便出现诸如"听不清别人说话，感觉收音机和电视机的音量开得特别小"等表现，而往往到了这个时候，糖尿病患者的听力已经很难挽回了。此外，专家发现，糖尿病患者耳垢异常增多，而且常常是糖尿病越重，耳垢越多，在对 1200 名疑似糖尿病患者的耳垢进行葡萄糖含量检测后发现，其耳垢中葡萄糖含量多在 0.1μg 以上，而健康人耳垢中不含葡萄糖或含量甚微。凡感耳痒且耳垢异常增多者，应考虑是否血糖控制不良。为了避免耳部并发症，糖尿病患者应严格控制血糖、血脂；避免耳毒性药物的使用，如链霉素、庆大霉素等；远离噪声环境，少戴耳机听音乐；定期检查听力。

3. 最易"感知"的信号——牙齿

糖尿病患者血管病变和神经病变使牙周组织局部微循环损害、修复能力差、感觉迟钝、易受损伤，且免疫力低下易发生口腔感染，如发生糖尿病性骨病，牙槽骨质疏松，牙周病加重，可见牙齿脱落等。因此，应坚持早晚刷牙，餐后漱口，刷完牙后用舌头感受牙齿的牢固程度；若出现松动应尽快就医，尽可能地保护牙齿。

4. 最易"忽略"的信号——肾

糖尿病肾病是糖尿病患者易出现的并发症之一，微量白蛋白尿可能是糖尿病肾病的先兆。有些患者得了糖尿病并没有症状，即使患糖尿病很多年，自己仍一无所知，而当发现糖尿病时可能已经有微量白蛋白尿。糖尿病病程 10 年的患者，微量白蛋白尿的出现率可达到 10%～30%；糖尿病病程 20 年的患者，微量白蛋白尿的出现率为 40%，且 20 年后有 5%～10% 的患者恶化成终末期肾病。另外，糖尿病并发症发生前，很多糖尿病患者会出现小便泡沫增多的现象，尤其是肾脏功能受损的患者。青年期发病的糖尿病患者到 50 岁时约有 40% 会发展为严重的肾病，需要血液透析和肾移植。因此，糖尿病患者病程超过 5 年以上者，要经常检查肾功能、尿蛋白定性、24 小时尿蛋白量，并注意测量血压，做眼底检查。

5. 最易"摸"到的信号——皮肤

血糖升高是糖尿病患者皮肤瘙痒或皮肤病的根本原因，会引起皮肤抵抗力下降，以及皮肤汗液分泌减少、皮肤干燥及瘙痒。早期可能表现为皮肤瘙痒症，反复出现毛囊炎、疖肿、痈、皮肤溃疡、红斑和皮肤破损等，严重者甚至出现局部组织坏死或坏疽，常见于肥胖和血糖过高的患者；也可见真菌感染，如股癣、手足癣和念珠菌感染导致的甲沟炎。真菌感染容易发生在身体温暖和潮湿的部位（外阴部、乳房下、足趾间等）。在出现各种皮肤病时，糖尿病患者应控制好"三高"（高血压、高血脂、高血糖）的指标；保持皮肤滋润，搔抓不可过度用力；洗澡不要太勤，水温不宜过高；合理安排饮食，忌烟酒、浓茶及辛辣刺激性食物。

6. 影响最大的信号——四肢

高血糖引起的神经损伤会扰乱四肢与大脑之间的神经传递信号。初期感觉多是从足趾开始，走一段路足部容易痛，经数月或数年逐渐向上发展。症状从很轻的不适感、表浅的"皮痛"到难以忍受的疼痛或深部的"骨痛"。典型的疼痛可为针刺、火烧、压榨或撕裂样疼痛，还会有麻木、发冷感。糖尿病患者应控制好"三高"的指标，同时重视足部的保健与检查，适当补充 B 族维生素。

除此之外，如果糖尿病患者出现心率加快、头晕、大汗、无力、便秘、夜尿多，以及手足、腰腹部长水疱等表现，也应警惕糖尿病并发症的发生，及时去医院进行并发症筛查。如出现严重的低血糖、严重高血糖、皮肤溃烂、流感及呕吐、腹泻、尿液含有大量糖分或酮体、体温 38℃ 以上等危险症状，应立即送医院治疗。正所谓"冰冻三尺非一日之寒"，糖尿病患者应健康饮食、彻底戒烟、规律运动，及时识别糖尿病并发症早期预警信号，预防并发症的发生。

第四节　糖尿病并发症筛查

2010 年美国糖尿病学会（ADA）统计数据显示，3 年以上糖尿病患者出现并发症的概率在 46% 以上，5 年以上出现并发症的概率在 61% 以上，10 年以上出现并发症的概率高达 98%，因此对于糖尿病患者，并发症的早期防治尤为重要。防治糖尿病并发症的关键在于控制并发症危险因素，早期发现和及时治疗并发症。因此，必须定期检测导致糖尿病并发症的危险因素和并发症预警指标，以便及时去除这些致病因子，早期发现并力争逆转并发症。

目前专家建议，在严格按照医生指导用药、医学营养治疗、积极锻炼的同时，1 型糖尿病患者应在发病 3 ～ 5 年后，每年做一次并发症筛查；2 型糖尿病患者应在确诊后每年都进行一次系统的糖尿病并发症筛查。其中，糖化血红蛋白检查能弥补血糖只反映瞬时血糖的不足，是了解血糖水平必不可少的项目。糖化血红蛋白能反映近两三个月的血糖水平，血糖即便达标，每年也应至少检查两次，血糖控制不稳定或者改变治疗方式时每 3 个月就应检查 1 次。临床上，糖化血红蛋白值为 4% ～ 6.2% 时，表示血糖控制理想；6.2% ～ 6.9% 表示一般；超过 7% 就必须调整当前的治疗方案。除此之外，针对大血管并发症、微血管并发症、神经病变及糖尿病足部病变，都有一些相对应的检查。

1. 大血管并发症

对于心脑血管等大血管并发症，可根据具体病情做相应的检查，以进一步明确病情。其检查手段重点在于对心脑血管病变危险因素的筛查，主要包括血糖（空腹血糖、餐后血糖、糖化血红蛋白）、血脂（总胆固醇、三酰甘油、低密度脂蛋白胆固醇和高密度脂蛋白胆固醇）、血压、体重指数（BMI，正常不超过 24kg/m^2）及腹围（男性＜ 90cm，女性＜ 80cm）、尿酸、电解质等，明确是否有糖脂代谢紊乱、高血压、高血黏、高尿酸血症等。同时患者平时应注意有无胸闷、胸痛、心慌、一侧肢体无力、说话不流畅、走路后下肢疼痛加重等异常情况。糖尿病也易引起心肌炎症和冠心病，需定期检查心电图。心电图无异常时，可每半年检查一次，心电图有异常或伴高血压、动脉硬化等情况，应严密观察。

2. 微血管并发症

（1）糖尿病眼病：所有糖尿病患者从确诊之日起，应每年由具有眼科专业水准的人员做全面的散瞳眼底检查及视力评估。已发现视网膜病变者，应增加检查频率。轻度非增生型糖尿病视网膜病变患者每 6 ～ 12 个月检查一次，重度病变患者应每 3 ～ 6 个月检查一次。目前糖尿病视网膜病变的检测方法主要有直接检眼镜、免散瞳眼底拍照、7 个标准视野眼底彩照、眼底荧光造影等。其中免散瞳眼底拍照和 7 个标准视野眼底彩照最为常用。

糖尿病患者早期严格控制血糖可预防视力受损，糖尿病合并高血压更容易导致失明，因此要严格监测。另外要改变不良生活方式，如高糖高脂饮食、运动不足等。

（2）糖尿病肾病：筛检、诊断糖尿病肾病的第一步是检测尿白蛋白或尿白蛋白 - 肌酐比值（urinary albumin creatinine ratio，UACR）。UACR 结果异常者，须在接下来 3 个月内收集尿标本重复检查，3 次检查中至少有 2 次结果异常，在排除感染等其他因素后，可诊断为白蛋白尿。仅查尿白蛋白可能漏诊糖尿病肾病，应在检测尿白蛋白的同时常规评估肾小球滤过率（glomerular filtration rate，GFR），以对糖尿病肾病做出适当的筛检。对于所有成年糖尿病患者，应该每年至少测定一次血肌酐，并据之估算肾小球滤过率。此外，血清半胱氨酸蛋白酶抑制剂 C（简称胱抑素 C）灵敏度高，也可作为糖尿病肾病早期筛查的指标。糖尿病病程超过 5 年以上者，需经常检查肾功能、尿蛋白定性和 24 小时尿蛋白定量，没有肾病者至少每年查一次尿白蛋白，一般每两三个月查一次尿常规。此外，在日常生活中患者还应注意水肿、尿量减少等异常情况。

为预防或延缓糖尿病肾病的发生和发展，糖尿病患者应该严格遵循低盐饮食，适当限制钾和蛋白质的摄入 [蛋白质摄入量控制在 0.6 ～ 0.8g/（kg·d）]，选择优质蛋白，摄入充足的维生素和微量元素等。

3. 神经病变

确诊糖尿病后至少每年筛查 1 次糖尿病周围神经病变。对于糖尿病病程较长或合并有眼底、肾病等微血管并发症的患者，应该每 3 ～ 6 个月进行 1 次检查。患者平时应注意自己有无四肢麻木、感觉异常（如针刺感、蚂蚁在皮肤上爬行感、烧灼感等）。如有上述症状，应及时去医院筛查神经病变，常进行以下 5 项检查：踝反射、针刺痛觉、振动觉、压力觉、温度觉。进行大范围筛查时经常应用 10g 尼龙丝 + 音叉震动的简易方法。糖尿病周围神经病变需要在排除其他引起神经病变的病因后才能诊断，如颈腰椎病变等。必要时还需做肌电图和神经传导速度等测定。

4. 糖尿病足

糖尿病足的检查主要针对下肢血管，患者需每天检查双足一次，观察有无皮肤温度（如有无冰凉感觉）和颜色变化（如颜色变暗）、感觉变化（如有无疼痛），有无破损和感染等情况，若发现异常应及时去医院检查。若无异常也应每年去医院行糖尿病足筛查一次。疑有下肢缺血者，可行下肢血管多普勒超声检查测定"踝肱指数"（ankle brachial index，ABI），ABI 代表踝动脉收缩压与肱动脉收缩压的比值，正常值应大于 0.9。若小于 0.9，表示下肢动脉血管有硬化；若小于 0.6，则表示下肢血管病变比较严重。

糖尿病患者应爱护双脚，穿舒适、透气性好的鞋袜，不要用热水袋或暖宝宝暖脚，更不要用很热的水洗脚，趾甲不要剪得太短等。

总之，定期进行并发症检查是预防糖尿病并发症的有效手段。糖尿病患者应重视并发症的筛查，多学习相关知识，及早防治糖尿病并发症。

第五节　糖尿病并发症防治"二五八"和"四个点"

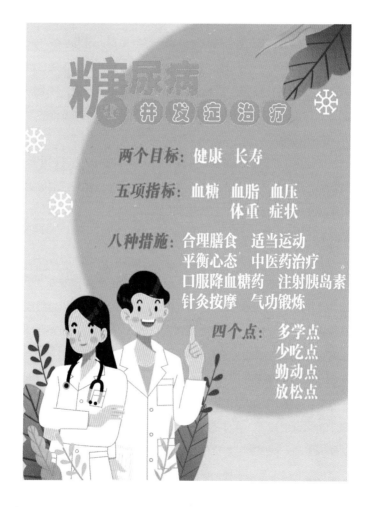

糖尿病并发症治疗

两个目标：健康　长寿

五项指标：血糖　血脂　血压
　　　　　体重　症状

八种措施：合理膳食　适当运动
　　　　　平衡心态　中医药治疗
　　　　　口服降血糖药　注射胰岛素
　　　　　针灸按摩　气功锻炼

四个点：多学点
　　　　少吃点
　　　　勤动点
　　　　放松点

糖尿病是一组由胰岛素分泌缺陷和（或）生物效应降低（胰岛素抵抗）引起的以高血糖为基本病理生理改变的糖、脂肪、蛋白质的代谢紊乱综合征。其发病与遗传、病毒感染、自身免疫、饮食、不良情绪等多种因素相关。典型表现为多饮、多食、多尿、身体无力或消瘦。常见机体抵抗力降低，易合并各种感染；调治失宜，可发生酮症酸中毒等急性代谢紊乱；病程迁延日久，易发生心、脑、肾、眼底、足等多种慢性血管神经并发症，并成为致死、致残的主要原因。糖尿病并发症一旦产生，药物治疗很难逆转，因此应重视糖尿病并发症的早期预防、诊断和治疗。

长期以来，针对糖尿病及其并发症临床实际情况，在著名中医糖尿病专家吕仁和教授和赵进喜教授带领下，国家中医药管理局等提出了糖尿病及其并发症防治"二五八"方案和自我调治"四个点"，受到国内外医学界的广泛关注。

1. 两个治疗目标

虽然糖尿病是一种终身性疾病，但如果能够做到早期发现、早期治疗，特别是一旦找到有效的治疗规律后坚持治疗，就可以延缓糖尿病并发症的发生和发展。所以糖尿病患者要把"健康""长寿"作为自己的治疗目标。

2. 五项经常观察的指标

（1）血糖：争取把空腹血糖控制在 7mmol/L 以下，餐后血糖控制在 10mmol/L 以下，具体的血糖控制目标值还应视个人具体情况而定。研究发现，糖尿病并发症的发病率与糖化血红蛋白水平有密切关系，它能最有效地反映一段时间内血糖是否达标。可以说，糖化血红蛋白是糖尿病的晴雨表。糖化血红蛋白大于 7.5%，糖尿病患者发生心脑血管疾病的危险会明显增加；糖化血红蛋白每下降一个百分点，糖尿病相关风险会下降 20%，且能够减少 15% 的心肌梗死发生风险，减少 30% ～ 40% 的微血管病变风险及 21% 的死亡率。因此，定期进行糖化血红蛋白检测很重要，建议每 3 ～ 6 个月测一次，小于 6.5% 达标，高龄老人应小于 7%。

（2）血脂：每 3 个月至少检测一次，三酰甘油、总胆固醇、低密度脂蛋白胆固醇、高密度脂蛋白胆固醇等都要控制在正常范围内。

（3）血压：应经常测量血压，保证血压控制在正常范围内。

（4）体重：是衡量糖尿病控制状况的重要指标，糖尿病患者应该向正常体重努力 [标准体重（kg）= 身高（cm）–105]。

（5）症状：常见的症状有如下几组。

1）口干舌燥、多饮多尿、大便干燥、疲乏无力、体重下降、失眠多梦、心烦急躁、怕热多汗等。此类症状多由高血糖导致神经功能紊乱引起，当血糖控制好后，症状会逐渐消失。

2）视力下降、视物模糊、视野中出现黑点、尿中出现蛋白等，常是糖尿病并发微血管病变的表现，应积极治疗，以防发展为失明、肾衰竭。

3）头昏脑涨、记忆力衰退，可能是并发了脑血管病变。

4）各种感染：糖尿病患者的皮肤、五官、脏腑等一旦发生感染，其治疗难度较正常人要大，应积极进行长时间、不间断的治疗。

5）糖尿病患者易出现皮肤瘙痒，特别是二阴及易出汗的部位，应用外洗加内服药物治疗。

6）急性高血糖引起的头晕、头痛等高渗综合征和昏迷、酮症酸中毒及低血糖等表现，应尽早积极治疗。

3. 八种措施

（1）三种基本措施

1）饮食要合理：患者应根据自己的生活条件和饮食习惯，在有经验的医生指导下寻找适合自己的饮食规律。应做到：控制总热量，合理配餐；定时定量，少食多餐；清淡、高纤维饮食；多喝水，少饮酒，不吸烟。此外，糖尿病患者应注意饮食的时间及质和量，不能过多摄入各种肉类、海鲜及豆类食品，防止血脂紊乱、脂肪肝、动脉硬化和高血压的发生。

2）运动要适当：运动对糖尿病患者的健康和寿命起着重要的作用。患者应该根据自己的基础活动量和喜欢的活动方式，决定运动方式和运动量。运动量是否适当，要以是否有利于血糖、血压、血脂、体重、症状等五项指标的改善为标准。

3）心理状态要平衡：好的心态有利于改善糖、蛋白、脂肪代谢失调。

（2）五种治疗措施

1）口服中药：中医药在防治糖尿病及其并发症方面有悠久的历史，尤其是出现并发症时，中医药治疗是很有必要的。

2）口服降血糖药、降血脂药、降压药及其他改善症状的药物。

3）必要时一定要选用注射胰岛素，以及其他必要的注射药品，以使病情尽快得到控制。

4）针灸、按摩：不仅有很好的改善症状、减轻或消除痛苦的作用，也有降低血糖、调整脂肪和蛋白质代谢紊乱的良好作用。

5）气功锻炼：通过动静结合、调息、运气、放松、入静的锻炼，可以疏通经络，调和气血，改善全身的失调和紊乱状态。长期坚持气功锻炼，效果更佳。

在此基础上，要战胜糖尿病、预防糖尿病并发症，运用好"四个点"非常重要，即多学点、少吃点、勤动点、放松点。总之，糖尿病患者应熟悉糖尿病及其并发症防治的"二五八"方案和自我调适"四个点"，防微杜渐，预防并发症的发生。

第二章

糖尿病合并心血管疾病

第一节　糖尿病与冠心病

糖尿病与冠心病的联系十分紧密，早在 1999 年，美国心脏协会就提出"糖尿病是心血管疾病"，2001 年美国国家胆固醇教育计划成人组第 3 次指南又提出糖尿病是冠心病的"等危症"（CHD risk equivalent）。自此，人们逐渐意识到糖尿病与冠心病之间复杂而密切的关系。

众多的流行病学研究显示，糖尿病或糖耐量异常是心血管疾病的独立危险因素，在美国，60% ～ 75% 的糖尿病患者死于心血管疾病，糖尿病患者发生心血管疾病的危险性是非糖尿病患者的 2 ～ 4 倍。我国一项老年人群的前瞻性研究显示，与正常糖耐量组相比，糖耐量异常或糖尿病组发生心、脑血管疾病的危险性分别增高了 2.85 倍和 2.79 倍。另一项美国中老年人群 7 年的前瞻性流行病学研究结果显示，无心肌梗死病史的糖尿病患者发生心肌梗死或死亡的危险性与已经发生过心肌梗死的非糖尿病患者再次发生心肌梗死或死亡的危险性相同，也可以说，"在中老年人群中，患糖尿病相当于发生心肌梗死"。

近年来的研究显示，2 型糖尿病患者常常合并高血压、血脂异常、高凝状态、高胰岛素血症、肥胖等病症，而这些正是动脉粥样硬化的危险因素。"共同土壤"学说指出糖尿病、冠心病的发病机制具有共同基础，包括高血糖、胰岛素抵抗和高胰岛素血症、血脂代谢紊乱、血小板功能异常、炎症、微量白蛋白尿，患有糖尿病时，这些都可成为患者发生冠心病的危险因素。临床上有效控制这些危险因素对减少糖尿病并发冠心病的发生有重要意义。

那么糖尿病合并冠心病有何特点呢？

1. 糖尿病冠心病发病年龄较轻

冠心病可发生在糖尿病之前，也可与糖尿病同时诊断或发生在糖尿病之后。随糖尿病病程的延长，冠心病的发病率增加，且病情较重，发展快，病死率高。

2. 女性的性别保护作用消失

非糖尿病患者中绝经前妇女的冠心病发病率显著低于同年龄的男性，而在糖尿病患者中这种性别差异消失。糖尿病女性患者心血管病变的发生率较非糖尿病女性患者高 4 倍左右。> 60 岁人群中冠心病和糖尿病患者比例均高于 < 60 岁者，且以高龄女性占多数。

3. 非典型临床表现多见

糖尿病典型的三多一少症状：多饮、多尿、多食和消瘦，老年 2 型糖尿病患者表现多不典型，仅有头晕、乏力等，因此不易被发现。而由于老年糖尿病患者大多合并自主神经病变，心肌缺血时患者丧失疼痛感觉，无症状性心肌缺血的发病率高达 50% ～ 65%，临床上常被忽视，故易发生猝死。

4. 糖尿病患者是急性冠脉综合征的高危人群

急性冠脉综合征（acute coronary syndrome）是糖尿病患者主要的致死原因，其发生源于冠状动脉内粥样斑块破裂出血，血栓形成，而糖尿病易引起凝血异常。糖尿病患者合并急性冠脉综合征不同于非糖尿病者的特点是冠脉粥样病变广泛，常多支受累，粥样斑块严重，常有溃疡、钙化等，其中右冠状动脉和左冠状动脉前降支最易受累。心肌梗死以前壁和多发梗死及大面积梗死多见，且病死率高，再灌注治疗在糖尿病患者中的疗效不令人满意，尤其是经皮腔内冠状动脉成形术（PTCA）在糖尿病中的效果极差，再闭塞的发生率高。

5. 糖耐量减低与心血管危险密切相关

糖耐量减低（IGT）的主要特点为餐后高血糖，并且 IGT 是最早反映血糖紊乱的敏感指标，也是反映血糖控制情况的重要指标。有研究发现，IGT 是独立的心血管高危因素，存在 IGT 的人群是 2 型糖尿病和心脑血管疾病的高危人群。

6. 合并多种代谢紊乱

糖尿病冠心病患者大多合并高血压、血脂异常、凝血异常等，会加剧急性冠脉综合征的发生和发展。

7. 常合并糖尿病性心肌病变

2 型糖尿病合并冠心病对患者健康有着很严重的影响，糖尿病冠心病患者应坚持以预防为主的方针，在糖尿病前期 [空腹血糖受损（IFG）、IGT] 应采取行为和药物的干预，尽量控制向心性肥胖，戒烟，限酒，限制脂肪食品摄入，增加体力活动，积极控制"三高"，抑制血小板聚集和黏附，防止高凝状态。无论是否合并心血管疾病，成人糖尿病的治疗目标均是代谢指标及血压的全面控制，但首要目标是控制血糖，对伴随糖尿病的心血管疾病进行治疗时，必须更牢记此大目标。

虽然控制血糖并不能完全消除患冠心病的风险，但是降低血糖可降低低密度脂蛋白（LDL）的糖基化、过氧化并改善血脂紊乱等，有助于糖尿病大血管病变的防治，糖尿病合并冠心病患者的降血糖药物选择可以从以下几方面出发。

1. 磺脲类

磺脲类药物会造成 ATP 敏感的钾通道（K-ATP）关闭，继而导致心肌缺血。糖尿病冠心病常伴有心肌缺血、缺氧，因此，在不同情况下，应酌情使用磺脲类药物。对于一般未出现心脏病变的 2 型糖尿病患者，根据病情选用磺脲类药物治疗是安全的；对于伴有心血管病变高危因素的患者或既往发生过心肌梗死者，如用磺脲类药物，宜选用格列美脲、格列齐特或格列吡嗪，切不可用格列本脲；对发生急性心肌梗死的患者，在急性期尽可能使用静脉滴注胰岛素控制高血糖，随后可皮下注射胰岛素，急性期过后，如病情需要用磺脲类药物者，选择方法同上。

2. 双胍类

研究发现，二甲双胍具有减少肥胖 2 型糖尿病患者心血管事件的作用，可减少急性心肌梗死的发生，改善血脂及纤溶活性。因糖尿病冠心病患者极易发生乳酸性酸中毒，而双胍类药物的不良反应有乳酸性酸中毒，因此，使用时应密切观察患者中毒情况。

3. 噻唑烷二酮类（TZD）

噻唑烷二酮可通过减少三酰甘油、增加 HDL-C 降低致密小颗粒 LDL 水平，减少 LDL 氧化，降低纤维蛋白原水平，增强纤溶活性，改善血管内皮功能并减少血管壁炎症反应，抑制血管平滑肌增生及减少颈动脉内膜中层厚度。该类药可减少多种心血管疾病的危险因素，但是否降低心血管疾病死亡率还需进一步证实。TZD 临床应用中最引人关注的副作用是水潴留、水肿和体重增加，与胰岛素合用时发生率更高，这种副作用限制了它在糖尿病心力衰竭患者中的应用。对有充血性心力衰竭危险的糖尿病患者不宜给予 TZD；NYHA Ⅰ～Ⅱ级心力衰竭患者，如需使用，应从小量开始，逐渐增大剂量，同时密切观察；NYHA Ⅲ～Ⅳ级心力衰竭者禁用。

4. α- 糖苷酶抑制剂

α- 糖苷酶抑制剂单独用于以餐后血糖升高为主的 2 型糖尿病患者，如早期 2 型糖尿病或 IGT 患者，但通常与其他降血糖药物联用。近期研究发现餐后高血糖与心血管危险密切相关，IGT 是独立的心血管危险因素，因此控制餐后血糖是最有价值的研究方向。有研究证明，阿卡波糖能够在一定程度上预防 IGT 人群心血管事件的发生。

糖尿病合并冠心病的患者，出现急性心肌梗死风险增高，严重影响患者预后。在临床上，糖尿病合并冠心病的患者，应受到足够重视。

第二节 糖尿病与高血压

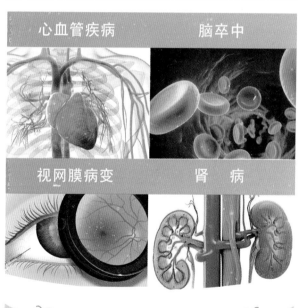

在临床工作中，我们会发现，糖尿病与高血压这对"孪生兄弟"常形影不离，研究表明，60% ~ 70% 的糖尿病患者伴有高血压，首次诊断糖尿病时，合并高血压的比例为 50%，在出现微量白蛋白尿后，这一比例可升至 80%，而出现显著白蛋白尿后更可升至 90% 以上。

高血压是糖尿病并发心血管疾病（CVD）、终末期肾病（ESRD）的重要因素之一。高血压合并糖尿病使大血管与微血管均受累，一方面，会加速糖尿病并发心血管病、脑卒中、肾病及视网膜病变的发生及发展进程；另一方面，糖尿病与高血压并存加重了原发性心血管病变的危险性，称为双重危险因素（double risks）。高血压合并糖尿病还可进一步加重水、钠潴留，脂类及糖代谢异常，使血糖、血压均不能得到理想控制。

那么，糖尿病患者为何多合并高血压呢？其机制比较复杂，考虑可能与以下因素有关。

1. 遗传因素

研究发现，胰岛素受体基因与胰岛素抵抗有密切关系。从胰岛素抵抗常与高血压存在家族聚集性的事实可推测胰岛素受体变异（基因多态性）可能与高血压发生有关。

2. 发育

低出生体重是糖尿病与高血压的共同危险因素。肾单位、胰岛 B 细胞、心肌细胞、骨骼肌细胞的数目明显减少，是子代发生胰岛素抵抗、高血压、糖尿病等疾病的重要原因。

3. 高血糖

高血糖促进水在近曲小管重吸收的同时伴钠重吸收，通常使总体钠增加 10%，导致细胞外液扩张；另外，高血糖还会促进蛋白质非酶糖化，引起肿瘤坏死因子和白细胞介素（IL）的合成与分泌，导致血管平滑肌细胞增殖，使管腔狭窄、收缩性增强，进而产生高血压。

4. 胰岛素抵抗及高胰岛素血症

研究发现，空腹或糖负荷后血浆胰岛素水平与血压水平密切相关，特别是与收缩压水平呈正相关。胰岛素对血压的影响在轻度糖耐量异常的年轻人中就已出现。高胰岛素血症主要通过促进肾小管重吸收钠与增强交感神经活性，刺激小动脉平滑肌增生，调节钙离子转运，使细胞内钙离子浓度升高，从而使血压升高。

5. 动脉硬化

临床研究表明，老年糖尿病患者动脉粥样硬化的发生、发展速度远远超过非糖尿病患者。这是因为胰岛素作为一种血管生长因子，长期作用于血管壁可导致血管平滑肌细胞增生、血管壁增厚。同时，糖尿病患者常伴有血脂代谢异常，血脂代谢异常将进一步加速动脉粥样硬化的发展。而长期的血糖升高还会导致脂质过氧化、糖基化及应激等，进一步加快动脉粥样硬化的发展进程。

6. 生活方式

吸烟为糖尿病合并高血压的高危因素，高盐饮食也可促进其发病。长期吸烟者难以戒烟、饮食结构难以改变（总热量及脂肪摄入过多）、缺乏运动而致向心性肥胖是糖尿病合并高血压的危险因素。

同时，糖尿病与高血压共存时，对心血管系统会造成毋庸置疑的损害，主要表现在促进动脉粥样硬化和心肌病变的发生发展。

1. 促进动脉粥样硬化的发生发展

患有糖尿病时，患者体内血糖升高、游离脂肪酸增加和胰岛素抵抗等病症可引起氧化应激，进而损害内皮功能。而长期处于高血压状态时血管壁持续的高张力状态和去甲肾上腺素等血管活性物质增多也可引起血管内皮损伤，易使弹力纤维发生退行性变甚至断裂。血管内皮受损可促进炎症细胞浸润，增加炎症因子、趋化因子和细胞黏附分子表达，并且激活血小板，从而诱发血栓形成。

糖尿病合并高血压时可引起交感神经兴奋、肾素－血管紧张素－醛固酮系统（RAAS）激活，诱导活性氧（ROS）合成；增强内皮细胞和巨噬细胞摄取氧化低密度脂蛋白胆固醇的能力，促进泡沫细胞形成；促进平滑肌细胞增殖和迁移，导致纤维帽变薄、斑块不稳定；还可以增强血管紧张素原、肾素、血管紧张素转换酶等物质的表达，增强 RAAS 的致炎效应。

糖尿病、高血压都会：①诱导 ROS 过量产生，直接引起生物膜脂质过氧化，导致膜通透性增加及组织损伤；②使细胞内蛋白及酶变性、蛋白质功能丧失和酶失活；③破坏核酸和染色体，导致 DNA 链断裂、染色体畸变或断裂；④通过硝基化作用促进内皮细胞变性、坏死和凋亡。另一方面，ROS 通过抑制 NO 生成，促进内皮素（ET）的合成，导致血管舒张功能障碍，同时诱导血小板、单核细胞和白细胞黏附至血管内皮，促进内皮细胞多种炎症因子和黏附分子的表达，抑制前列环素合成酶活性，促进血栓素 A_2 合成，导致血小板黏附聚集、血栓形成。

在高血糖、高血压和胰岛素抵抗状态下，内质网应激诱导的巨噬细胞凋亡增加，由于巨噬细胞饱和脂肪酸水平增加，其吞噬凋亡细胞能力受影响，导致凋亡细胞不能被有效清除，引起继发性细胞坏死，促进易损斑块的形成。

2. 对心肌的损害

糖尿病心肌病是糖尿病引起心脏微血管病变和心肌代谢紊乱所致的心肌广泛局灶性坏死。早期临床表现为无症状的舒张功能障碍，逐渐发展为心室顺应性下降、收缩功能受损，最终导致充血性心力衰竭。当糖尿病合并高血压时，共同存在的神经体液因素和炎症反应等因素可相互作用，加重心肌结构与功能的损害。

交感神经系统活性增高，使去甲肾上腺素 α 受体激活，直接促进心肌细胞增长。儿茶酚胺分泌增加，可调节心脏成纤维细胞表型及功能，导致心脏纤维化。高血压时 RAAS 激活使心脏前后负荷均增加，心肌的机械张力增大，心肌细胞蛋白质合成加速，促发心肌肥厚及心室重构。

许多炎症因子如 C 反应蛋白、心肌营养因子 1、gp130 受体家族细胞因子等可促进心肌细胞肥大，肿瘤坏死因子（TNF）-α、ST2 及 ET-1 等可促进心肌间质纤维化。T 淋巴细胞和巨噬细胞等炎症细胞活化后，分泌多种活性因子，可激活成纤维细胞，引起心肌细胞亚细胞结构变化和胶原代谢异常。高血糖引起的 ROS、多腺苷二磷酸核糖聚合酶（PARP）、糖基化终末产物、醛糖还原酶产生增加均可以诱发 ATP 的合成减少、线粒体功能障碍及细胞凋亡。高血压时心肌和内皮、平滑肌细胞可发生异常凋亡。高血压和高血糖还可以通过影响心肌钙离子稳态，使心肌的舒张和收缩功能受损。

综上所述，高血压与糖尿病的发生发展过程密切相关，相互影响、相互促进，形成恶性循环，从而加重病情。希望糖尿病患者可以早预防、早发现、早治疗，健康生活每一天。

第三节　糖尿病合并高血压的治疗

前文已介绍，糖尿病合并高血压不仅会影响糖尿病相关并发症的进展，同时会加速心血管原发病的发展。那么，当糖尿病合并高血压时，应该怎么治疗呢？

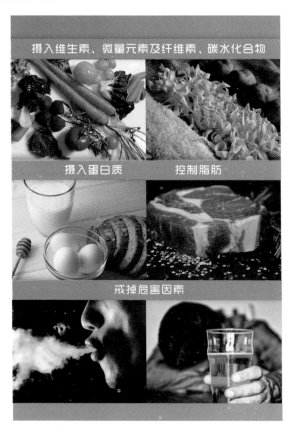

非药物治疗

1. 摄入蛋白质

糖尿病患者与正常人每天蛋白质的摄入量相差不多。成人的正常蛋白量一般约为 1.16g/（kg·d），肾脏功能不良的患者应根据情况调节蛋白质的摄入量，一般控制在 0.5 ～ 0.8g/（kg·d）。

2. 摄入碳水化合物

200 ～ 350g/d 是糖尿病患者每天应该保持的摄入量，医护人员应该对患者进行碳水化合物摄入的指导，偶尔增加碳水化合物的摄入量，可平稳体内的饮食结构，提高患者对胰岛素的敏感度，帮助分解和利用体内的葡萄糖。

3. 控制脂肪

脂肪摄入应该控制在 20% ～ 30%。患者平时应减少摄入富含动物油脂的食物，以防止过多不饱和脂肪酸的摄入。对身体所必需的脂肪消耗，平时应多以植物油进行补充。

4. 维生素及微量元素的摄入

糖尿病合并高血压的患者应注意摄入维生素，同时日常饮食要以清淡为主，减少钠盐的摄入量，一般为 5 ～ 6g/d，并适当补充锌、铁等微量元素。

5. 摄入纤维素

糖尿病患者应多进食含有纤维素的食物，一般的摄入量为 20 ～ 35g/d。纤维素能有效降低患者的血脂和血糖，还可以促进胃肠道的蠕动。

6. 戒掉危害因素

糖尿病合并高血压的患者应该戒烟、限酒，多进行户外运动，保持心理平衡。

英国糖尿病前瞻性研究（UKPDS）提示，严格控制血压可明显减少糖尿病微血管及大血管事件发生，所以，强化降压治疗是关键。研究表明，糖尿病合并高血压患者的收缩压每下降10mmHg，糖尿病并发症危险下降12%，微血管并发症危险下降13%，糖尿病相关死亡率下降15%，心肌梗死危险下降11%。糖尿病合并高血压患者严格控制血压可以使任何糖尿病相关终点事件发生率下降24%，而强化控制血糖仅使任何糖尿病相关终点事件发生率下降12%，提示严格控制血压比强化控制血糖更具有临床价值。各国指南均推荐糖尿病患者1级高血压即启动药物治疗，以降低心血管事件的发生率和死亡率。我国是世界上脑卒中发病率最高的国家之一，更加严格的血压控制对减少卒中的发生有极其重要的作用。对于大多数中国糖尿病患者，130/80mmHg的血压目标值是合理的，对于年龄较大、糖尿病病病程长、合并冠心病的糖尿病患者，血压目标值以140/90mmHg为宜。

降压药物治疗方案的选择

糖尿病合并高血压患者的理想降压策略需要考虑到以下几个方面：①饮食和生活方式的严格控制；②降压速度；③血压下降后对脑

灌注、代谢和糖尿病进展的影响；④药物种类的优选；⑤性别差异。

目前大多数循证医学证据及高血压管理指南支持肾素–血管紧张素系统（RAS）阻滞剂 [血管紧张素转换酶抑制剂（angiotensin converting enzyme inhibitor，ACEI）/ 血管紧张素 Ⅱ 受体阻滞剂（ARB）] 单独或联合钙通道阻滞剂（CCB）是糖尿病患者降压治疗的优选方案，β 受体阻滞剂与利尿剂联合不宜用于糖尿病高危患者。

有研究发现，噻嗪类利尿剂和 β 受体阻滞剂单独应用可使新发糖尿病风险分别增加 54% 和 19%，噻嗪类利尿剂联合 β 受体阻滞剂可进一步增加新发糖尿病风险。CCB 无明显影响，RAS 阻滞剂可以降低新发糖尿病风险，而 RAS 阻滞剂与噻嗪类利尿剂或 β 受体阻滞剂联用可减少后两者单用时导致的新发糖尿病风险。

1. ACEI

动物与临床研究均证实 ACEI 具有独立于降压之外的强效减轻蛋白尿、延缓肾病进展的肾脏保护作用，是糖尿病合并高血压的首选降压药物，尤其是伴有蛋白尿者。

2. ARB

ARB 选择性作用于 AT1 受体，可抑制血管收缩及血管平滑肌增殖、改善心室重塑，预防心房颤动电重构，同时保护胰岛 B 细胞功能，促进胰岛素分泌，增加胰岛素敏感性，从而显著降低心脏和脑卒中血管事件发生的风险。

3. CCB

CCB 选择性作用于血管平滑肌及心肌细胞膜，通过减少钙离子内流、降低外周血管阻力，使血压下降，改善肾脏血流量。基础与临床研究证明 CCB 不影响糖代谢，并具有保护心肌、抗动脉粥样硬化及减少尿白蛋白排泄等作用。因此，高血压合并糖尿病的患者使用 ACEI 或 ARB 治疗无效后，可选择 CCB 作为长期联合降压药物。ARB 联合 CCB 也是大多数高血压指南推荐的优秀组合，特别是对伴有高尿酸血症患者效果更为显著。

4. β 受体阻滞剂

β 受体阻滞剂可引起脂质代谢紊乱（三酰甘油水平升高、高密度脂蛋白胆固醇水平降低），加重胰岛素抵抗，掩盖低血糖反应等，因此其在糖尿病合并高血压的临床应用受到限制。

5. 利尿剂

利尿剂是第一类有效的口服降压药，但由于利尿剂对糖脂代谢影响较大，易产生低血糖，引起电解质紊乱，因此不建议利尿剂单独应用于糖尿病合并高血压的患者。

6. α_1 受体阻滞剂

此类药物常导致"首剂晕厥"和直立性低血压，长期应用易出现耐药性，因此目前各个高血压指南均不推荐其作为降压治疗的初始用药。

除了经典的降压药物外，还有一些新型的降压药物也已投入到临床使用中。

1. 肾素抑制剂

肾素抑制剂是一种新型降压药，临床上以阿利吉仑为代表。第二代肾素抑制剂阿利吉仑是新一代非肽类肾素阻滞药，能减少血管紧张素（Ang）Ⅱ和醛固酮合成，而不影响缓激肽和前列腺素的代谢，降压效果随剂量增加而增强。有研究表明,阿利吉仑与RAAS阻滞剂联用,猝死率、高钾血症和低血压风险显著增加,而主要心血管终点事件(心血管疾病死亡、非致死性心肌梗死或脑卒中、因心力衰竭入院、终末期肾病等)未见明显减少。因此,目前对于心脑血管或肾脏事件高风险的2型糖尿病患者,不支持阿利吉仑与RAAS阻滞剂联用。

2. 选择性盐皮质激素受体拮抗剂

依普利酮(EPL)是选择性醛固酮受体拮抗药,它只作用于盐皮质激素受体,对ACEI和ARB作用不佳的低肾素水平的原发性高血压患者,EPL有良好的降压效果,呈量效反应,并可逆转左心室肥厚,有效降低心力衰竭患者的总病死率和心血管疾病死亡率。EPL还可以显著减轻肾小球的超滤作用,减轻高血压患者的白蛋白尿,对于合并糖尿病的高血压患者,这种肾脏保护作用更为明显。

3. 内皮素受体A拮抗剂

内皮素系统在糖尿病和高血压的病理生理中都起着重要作用。研究显示内皮素受体A(ETA)拮抗剂,如波生坦,可减少尿白蛋白排泄和炎症因子分泌,减少肾小球足细胞的破坏。最近有研究表明波生坦能缓解糖尿病大鼠的血管内皮功能障碍、痴呆及肾脏损害和纤维化。

此外,其他一些新型降压药(血管紧张素受体-脑啡肽酶双重阻滞剂、氨基肽酶A抑制剂、一氧化氮供体、血管升压素拮抗剂、中性肽链内切酶抑制剂、醛固酮合成酶抑制剂、肌酸激酶抑制剂等)尚处于研究的早期阶段。

降血糖药物的选择

胰岛素抵抗是 2 型糖尿病和高血压的共同发病基础，因此糖尿病合并高血压的患者宜选用能改善胰岛素抵抗的药物，主要有噻唑烷二酮类、二甲双胍、阿卡波糖等。罗格列酮在降血糖的同时，还可显著降压、改善微量白蛋白尿和血脂代谢异常等。二甲双胍能提高胰岛素敏感性，还具有降低胆固醇和三酰甘油水平、轻度降压和减轻体重等作用。但需注意伴有严重心力衰竭的患者禁用罗格列酮和二甲双胍。噻唑烷二酮类药物（主要是罗格列酮）可增加老年糖尿病患者心力衰竭、急性心肌梗死的发病率和死亡率。

近年来一些新型降血糖药物也被证实具有降低血压的作用。钠–葡萄糖协同转运蛋白 –2（SGLT-2）抑制剂是近年来降血糖药物研究的新热点，其通过抑制肾小管上皮细胞内的主要血糖转运蛋白 SGLT-2 降低葡萄糖的重吸收，从而降低血清葡萄糖水平。有研究表示，二肽基肽酶 IV（dipeptidyl peptidase IV，DPP-IV）抑制剂不仅可以降糖，还可以降低高血压大鼠的血压及改善内皮功能，有望改善高血压合并糖尿病的糖耐量。胰高血糖素样肽 –1（glucagon-like peptide 1，GLP-1）受体激动剂具有显著的降糖疗效，同时有一定的降压、调节心率的作用。

糖尿病和高血压是危害人类健康的两大常见疾病，两者并存将相互影响、相互促进，形成恶性循环。对糖尿病合并高血压患者，早期实现血压达标，长期平稳控制血压，可降低心脑血管疾病的发病率及死亡率。

第四节 糖尿病心肌病

糖尿病患病人数急剧增加是目前心血管疾病发病率居高不下的重要原因之一。20 世纪 70 年代有研究人员解剖了合并糖尿病肾病的心力衰竭患者的遗体，发现这些患者除糖尿病外无其他明确引起心力衰竭的原因，从而提出了糖尿病心肌病的概念。

糖尿病心肌病（diabetes cardiomyopathy，DCM）是指在糖代谢异常及微血管病变基础上，引发心肌灶广泛性坏死，出现亚临床的心功能异常，最终进展为心力衰竭、心律失常及心源性休克，而在病因学上，不能用高血压心脏病、冠心病、心脏瓣膜病及其他心脏病变来解释的心肌疾病。

以往的研究证实，体内高血糖状态可促使血管重塑、纤维化和血栓的形成，使心肌发生缺血、缺氧，心肌细胞发生变性、退行性病变，但主要集中在糖尿病对心血管病的危害，未提及高糖高脂毒性对心肌细胞的损伤。而近年来，心肌病的发病率较前有明显增长，糖尿病与心肌病的关系再次引起关注。

1. 病因

DCM 的病因包括高糖毒性作用、高脂毒性作用、胰岛素抵抗作用、交感神经异常及钙输送异常作用、线粒体损伤等。心肌是胰岛素作用的靶器官，胰岛素缺乏时，心肌细胞葡萄糖氧化减少，糖代谢率减低，血管平滑肌细胞增生，导致血管功能紊乱，其中心肌细胞对葡萄糖的利用障碍和高血糖对心肌细胞的损害是诱发 DCM 的主要因素。另外，在高脂状态下，脂肪在心肌内蓄积可使炎症因子增加，诱发氧化应激，促使心肌细胞坏死、凋亡。毫无疑问的是心肌损伤与糖尿病密不可分，两者不仅仅是伴随合并症这么简单，而是相互促进的关系。

2. 病理特点

DCM 的病理特点主要包括心肌细胞肥大、心肌间质纤维化、冠状动脉微小血管病变。病理观察显示 DCM 心肌细胞有微小坏死，心肌间有微小纤维瘢痕灶形成及心肌间细、小动脉壁增厚等。DCM 可与心肌梗死、高血压等疾病合并存在，根据前述病理形态可与心肌梗死相鉴别。

3. 临床表现

DCM 的心功能损害特征早期表现为舒张功能受损，随着病情进展逐渐出现收缩功能受损，最终引发全心力衰竭。糖尿病患者心肌损伤程度明显较非糖尿病患者严重，伴有心脏舒张功能受损的糖尿病患者大多会发生纤维化增加、心肌细胞肥大和心肌血管的改变。没有明显心功能异常的患者运动时可表现出左室功能不全。

4. 诊断

DCM 诊断需排除冠心病、高血压、瓣膜病、甲状腺功能异常和其他心肌病等病因，如果运动时出现明显的缺血表现，可初步怀疑为糖尿病合并冠心病，这时，建议行冠脉造影进行确诊。糖尿病是否可同时合并冠心病和 DCM，目前尚未有相关研究，但从冠心病诊断"金标准"——冠脉造影来看，冠心病易发于冠脉主干较大分支的狭窄，进而引起缺血，冠心病患者的心功能不全由心肌缺血坏死引起，影像学检查可见节段性室壁运动异常，而 DCM 是心肌内微小血管损害、弥漫，二者不尽相同，有合并存在可能。

5. 治疗

（1）生活方式干预：饮食和运动对 DCM 治疗是有益的，有助于改善血糖，同时有助于改善胰岛素敏感性。而控制体重有助于减轻心脏负担。

（2）控制血糖：高血糖是 DCM 发生、发展的首要因素，血糖控制不佳将会导致心血管病死率增加。血糖控制稳定可明显减缓糖尿病患者心肌病的进展，降低其心血管疾病的发病率和病死率，使正处于心肌功能异常早期阶段的患者受益。

在降血糖药物方面，DCM 患者应选用降血糖有效、心血管不良反应少的药物。避免使用噻唑烷二酮类药物，以免加重心力衰竭的风险。二甲双胍具有心血管保护作用，可作为 DCM 患者的首选降血糖药物。肠促胰岛素，如 GLP-1 受体激动剂，同样被证明具有心脏保护作用。

（3）他汀类药物：具有抑制胆固醇合成、抗炎症反应和抗氧化应激的作用。有研究表明他汀类药物可以改善心脏左心室功能及抑制心肌纤维化。

（4）β 受体阻滞剂：能够改善甚至逆转心脏重建功能，改善左心室功能，降低病死率。

（5）抗氧化应激：抗氧化剂可以减少 ROS 生成，加速 ROS 清除，减少 ROS 生成，从而减轻糖尿病心肌损伤。过氧化物酶体增殖物激活受体 -α（PPAR-α）激动剂和锌、硒元素等抗氧化剂有助于

DCM 的预防与治疗。维生素 E 和维生素 C 可以减少脂肪酸氧化和 ROS 产生，并可清除 ROS，有助于阻止由糖尿病引起的心肌功能障碍。硫辛酸也被证明可以有效减轻心肌氧化应激，减少心肌细胞凋亡。

（6）高压氧治疗：是使患者处于高气压环境中呼吸纯氧。在高压氧环境下，机体溶解氧增加，缺血心肌组织的氧含量增加，进而可改善冠状动脉血流状态和心肌传导系统功能，减轻缺血再灌注带来的损伤。也有研究证实，高压氧能提高胰岛素敏感性。目前，高压氧治疗对 DCM 的治疗作用研究仍处于动物实验阶段，鉴于高压氧治疗对心血管疾病和糖尿病的治疗益处，未来高压氧治疗可作为 DCM 患者的治疗方法之一。

DCM 是糖尿病的一种严重并发症，良好的血糖控制仍是该病治疗的基础。随着伴有血糖升高的心血管疾病患者的逐年增加，DCM 发病率也随之升高，由于其具有高致残率和死亡率，应引起糖尿病患者足够重视，而如何进行早期干预和防治是医务工作者面临的严峻问题。

第五节　糖尿病与心律失常

通过之前的内容可知，心脏病变常为糖尿病晚期主要的死亡原因之一。但目前临床上主要侧重于糖尿病与心肌、心脏血管病变之间的关系，对糖尿病与心律失常及两者之间的关联性关注度并不高。而复杂、恶性的心律失常更易导致心源性猝死，所以，这一节来介绍糖尿病与心律失常。

心律失常是指心电的异常活动，是心脏结构及传导异常的结果，与糖尿病心血管病变密切相关。早期发现心律失常对 2 型糖尿病合并心血管疾病患者的预后有重要作用。

糖尿病引起心律失常的发病机制包括影响 K-ATP 通道，引起氧化应激；通过影响钙相关代谢和造成细胞膜功能改变，激活蛋白激酶 C，影响胞外 Mg^{2+} 浓度等，此外，胶原的降解、一氧化氮和一氧化氮合酶的异常表达、高能磷酸盐合成减少，均可能参与糖尿病心脏缺血再灌注，进而引起心律失常。

糖尿病影响心律失常的可能因素如下。

1. 缺血缺氧

糖尿病可通过激活局部心肌处的肾素 - 血管紧张素系统导致血管紧张素 Ⅱ 水平升高，引起氧化应激，进而影响细胞膜离子通道转运，特别是造成 K^+ 外流的衰减，为心律失常的发生奠定基础。

2. 胰岛素抵抗

胰岛素抵抗普遍存在于糖尿病患者中，高胰岛素血症参与心肌除极复极及传导异常电生理改变，间接导致心律失常的发生。

3. 磺脲类药物

磺脲类药物可通过阻滞 K-ATP 通道，增加糖尿病缺血心肌的强直收缩并使心肌能量代谢紊乱，从而造成心律失常。

由前文可知糖尿病和高血压两者关系紧密，有研究发现，2 型糖尿病伴高血压者，心律失常发生率明显高于单纯性 2 型糖尿病患者，且心律失常的发生率与糖尿病病程长短关系密切。而糖尿病伴冠心病者，一方面由于长期糖代谢异常易导致心脏自主神经损害，对恶性心律失常的抑制作用下降；另一方面，该类患者发生心绞痛或心肌梗死多为无痛性，因此心源性猝死发生率较高，临床上应受到足够重视。

糖尿病心肌病也会影响心脏传导系统，进而导致心律失常。糖尿病的神经病变，尤其是自主神经病变，会造成迷走神经活性降低、交感神经相对兴奋，而迷走神经与交感神经的作用平衡对维持心脏正常心率与传导有着重要作用，二者作用失衡，会导致持续性心动过速，同时造成迷走神经对恶性心律失常的抑制作用减弱。

不少报道指出，2 型糖尿病患者房性期前收缩发生率最高，其次是窦性心动过速。高血压合并胰岛素抵抗者出现心律失常的概率亦较高，其中胰岛素抵抗是 2 型糖尿病患者出现心房颤动的危险因素，胰岛素抵抗与病态窦房结综合征亦存在相关性。

研究表明，高龄是糖尿病合并心律失常的独立危险因素。老年患者出现心律失常的概率较大，当合并糖尿病时，发生心律失常的风险进一步增大，尤其当老年患者发生低血糖时，更易表现为恶性心律失常。这是因为，低血糖症是一种以交感神经兴奋表现为主的全身应激反应，机体内去甲肾上腺素和肾上腺素分泌突然增加，会造成局部电生理紊乱，从而引起心律失常。及时纠正低血糖，大多情况下心律失常可自行消失，但少数情况下也可以出现严重的心律失常进而危及生命。此外，高龄患者心功能差，心动过速容易诱发急性心功能不全，从而导致病情进一步发展。

综上，对于糖尿病患者，特别是老年糖尿病患者，应注意定时监测血糖，同时积极预防和治疗冠心病，防止恶性心律失常，要做到早期预防，全面干预，最终提高患者的生存质量和延长患者寿命。

第六节　糖尿病大血管病变

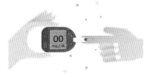

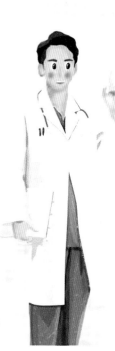

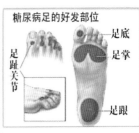

糖尿病足的好发部位

足底
足掌
足跟
足趾
关节

病变发生在心脏，可表现为胸闷、活动后气促、心绞痛，严重者可出现心肌梗死甚至猝死。

病变发生在脑，可有头晕、头痛、记忆力减退，甚至偏瘫、失语等表现。

病变发生在下肢，表现为麻木、发凉、疼痛、行路不能持久，甚至间歇性跛行、静息痛。

糖尿病血管病变是常见的糖尿病并发症之一，也是导致糖尿病患者死亡的主要原因之一。糖尿病血管病变分为糖尿病大血管病变和糖尿病微血管病变。糖尿病大血管病变主要指病变侵犯主动脉、冠状动脉、脑动脉、肾动脉和肢体动脉等，表现为大动脉硬化、粥样斑块形成，引起局部狭窄和闭塞，最终导致心肌缺血、心肌梗死、脑卒中、间歇性跛行、下肢溃疡或坏疽等严重不良结局。

1. 临床特点

流行病学观察发现，糖尿病患者大血管病变发生率较非糖尿病患者明显增高，而且更加年轻化、病变更广、进展更快、程度更重。高血压、血脂异常、超重或肥胖、不良生活习惯等因素还会加速病变的发展。

2. 发病机制

目前认为，糖尿病导致大血管病变有两个方面的原因：一个是高血糖，另一个是胰岛素抵抗。而其最主要的发病机制可能是胰岛素抵抗。2 型糖尿病患者普遍存在胰岛素抵抗的状况，1 型糖尿病患者长期持续的高血糖水平也会引起继发性胰岛素抵抗。在胰岛素抵抗状态下，患者体内易出现血脂紊乱，内皮细胞合成一氧化氮的效应被抑制，高水平的胰岛素刺激血管平滑肌细胞增殖和迁移，增加促血栓形成和促纤维化因子的合成，促进血管收缩因子 ET-1 的分泌，增加细胞黏附分子的表达，刺激血管紧张素及其受体的表达，这些作用可共同导致动脉粥样硬化病变。

3. 临床表现

糖尿病大血管病变的临床表现与其发生的部位、严重程度及靶器官对病变的耐受程度有关。病变发生在心脏，可表现为胸闷、活动后气促、心绞痛，严重者可出现心肌梗死甚至猝死；病变发生在脑，可有头晕、头痛、记忆力减退，甚至偏瘫、失语等表现；病变发生在下肢，表现为麻木、发凉、疼痛、行路不能持久，甚至间歇性跛行、静息痛。

4. 并发症

（1）冠心病：是糖尿病患者最常见、最主要的并发症之一，具有发病率高，发病隐匿、症状不典型，多合并其他糖尿病并发症（如糖尿病肾病、视网膜病变、脑梗死、周围血管病变等），病变多重（冠状动脉、心肌微血管、心肌自主神经同时受累）、病情较重等特点，比一般心脏病危险性大、病死率高。

（2）脑卒中：糖尿病是脑卒中的独立危险因素，糖尿病患者缺血性脑卒中的相对危险度是非糖尿病患者的 2 ～ 4 倍，糖尿病患者脑卒中的发病时间较非糖尿病患者要早 10 年，其中以 2 型糖尿病为主。糖尿病合并脑梗死后，梗死面积往往更大、神经功能缺损症状更严重、复发率更高、预后更差。

（3）糖尿病足：是指由糖尿病血管病变和（或）神经病变、感染等因素，导致患者下肢组织或足破坏的一种病变。下肢动脉粥样硬化会导致血管腔隙变窄，下肢供血不足，因此常会有下肢发凉的现象，同时还会造成肢端神经病变，导致患者下肢及足部感觉减退，极易引起溃疡和感染。

5. 防治

（1）糖尿病大血管病变早期可能无临床症状，因此，在确诊糖尿病后应该每年筛查 1 次，尤其是 2 型糖尿病伴有吸烟、高血压、血脂紊乱者。

（2）积极改善生活方式，控制血糖、血压、血脂达标，控制体重，戒烟，有利于阻断或延缓糖尿病血管病变。

（3）积极应用他汀治疗，多项临床研究证实他汀类药物治疗有助于稳定斑块，阻断或延缓血管内动脉粥样硬化进程，同时使用抗血小板药物预防血栓形成。

（4）一旦出现器官损害，不仅要进行血糖、血压、血脂的控制，还要注意保护受损器官的功能，这时可能需要适时地进行介入治疗。糖尿病大血管病变是糖尿病致死、致残的主要原因。糖尿病，尤其是2 型糖尿病患者处于一种高血糖、高血压、脂代谢紊乱等多重动脉粥样硬化危险因素簇集的状态。众多循证医学证据显示，对这些危险因素尽早进行全面的、个体化的强化治疗，可降低糖尿病大血管病变的发生风险。

第七节　糖尿病与血脂异常

随着对糖尿病研究的不断深入，人们发现脂代谢与糖代谢在多个环节相互作用，共同影响糖尿病的发生与发展。英国糖尿病前瞻性研究结果显示，血脂异常是糖尿病的独立危险因素，在糖尿病的早期即存在着较明显的脂代谢紊乱，随着病程的进展，血脂紊乱愈加明显。2001 年美国 ADA 曾提出糖尿病应改称为"糖脂病"，可见血脂与糖尿病密切相关。

2 型糖尿病患者中脂代谢紊乱更为明显，研究结果显示，有40.5% ～ 50.0% 的 2 型糖尿病患者合并血脂异常。病情轻重、血糖控制水平、营养状态、年龄及血清胰岛素水平与血脂水平有着密切关系。未经治疗或病情未得到满意控制的患者，其高脂血症发病率明显高于非糖尿病患者。血糖控制差的患者高脂血症发病率明显高于血糖控制好的患者。老年男性糖尿病患者高三酰甘油血症的发病率比正常人高7.7 倍，比老年女性高 2.6 倍。

当糖尿病患者体内胰岛素水平相对增高（多见于肥胖型糖尿病患者）或注射胰岛素超过胰腺正常分泌量，造成外源性高胰岛素血症时，血清胰岛素水平升高，促使肝脏合成三酰甘油，导致内源性高三酰甘油血症。所以，糖尿病患者体内胰岛素分泌量的增多或减少均与产生糖尿病血脂异常有关。心血管并发症是 2 型糖尿病患者死亡的最主要原因，血脂异常又是心血管并发症发生的独立且重要的危险因素。因此，密切关注糖尿病患者血脂并及时予以干预，对于延缓和控制糖尿病大血管并发症、延长糖尿病患者生命具有重要意义。

糖尿病血脂异常的机制

正常情况下，脂肪组织是机体的能量仓库，一方面，当食物被消化吸收后，脂肪组织可将多余的能量以三酰甘油的形式储存起来；另一方面，当饥饿时，则动员脂肪库分解，以满足机体各组织的能量需要。当患糖尿病时，由于胰岛素的绝对或相对不足，机体内的脂肪合成减少、分解加速，引起脂质代谢紊乱。

糖尿病血脂异常的类型

1. 单纯性高三酰甘油血症

单纯性高三酰甘油血症以血清三酰甘油（TG）水平增高 [> 1.7mmol/L（150mg/dl）]，而胆固醇水平正常 [< 5.72mmol/L（220mg/dl）] 最为常见。若 TG 水平超过 3.85 ~ 4.40mmol/L 时，就应该考虑可能伴有遗传性脂蛋白代谢障碍。

2. 单纯性高胆固醇血症

单纯性高胆固醇血症以血清总胆固醇（TC）水平增高 [> 5.72mmol/L（220mg/dl）] 和低密度脂蛋白胆固醇（LDL-C）水平增高 [> 3.64mmol/L（140mg/dl）] 为主，TG 正常 [< 1.7mmol/L（150mg/dl）]；见于部分糖尿病患者。目前认为，LDL-C 水平升高具有重要意义，特别是小而密 LDL-C 水平升高则更具有临床意义，研究表明，它是糖尿病并发动脉粥样硬化和冠心病的独立危险因子。

3. 混合型高脂血症

混合型高脂血症兼有血清 TC 和 TG 水平增高，即 TC > 5.72mmol/L（220mg/dl）、TG > 1.7mmol/L（150mg/dl）和（或）高密度脂蛋白胆固醇（HDL-C）水平降低 [< 0.91mmol/L（35mg/dl）]。

4. 低高密度脂蛋白胆固醇血症

低高密度脂蛋白胆固醇血症表现为血清 HDL-C 水平降低 [< 0.91mmol/L（35mg/dl），多合并 TG 或 TC 水平升高，但也有无 TG 或 TC 水平升高而仅 HDL-C 水平降低的情况。近几年的流行

病学和临床研究表明，HDL-C 水平降低也是糖尿病并发症发生的危险因素。

糖尿病血脂异常的危害

糖尿病血脂异常并发各种血管疾病的发病率均明显上升，特别是肥胖型糖尿病患者。国际动脉粥样硬化研究报告指出，糖尿病患者比非糖尿病患者的动脉硬化发生率高，糖尿病患者体内脂肪条纹的范围扩大，明显的硬化病变伴有纤维斑块、钙化和血管狭窄。80% 以上的糖尿病患者血浆中血脂水平升高，最终导致动脉硬化。血脂异常是动脉粥样硬化等心血管病变的危险因子，因此对糖尿病患者来说，为了预防和减少心血管病并发症的发生，单单控制血糖是远远不够的，降低血脂，特别是低密度脂蛋白水平的重要性也不容忽视。

糖尿病血脂异常的防治

1. 生活方式调整是治疗的基础

生活方式的调整重在强调减少饱和脂肪酸、反式脂肪酸和胆固醇的摄入；增加 ω-3 脂肪酸（又称 ω-3 多不饱和脂肪酸）、黏性纤维和植物固醇类的摄取；减重（如有必要），增加体力活动，戒烟。各种指南均强烈推荐以上措施。

2. 降血糖药物的应用

应用胰岛素治疗糖尿病，对降低血脂有很大帮助。1 型糖尿病患者经胰岛素治疗后，血脂异常可很快得到改善。肥胖的 2 型糖尿病患者，可先通过控制饮食、积极运动和控制体重的方式来控制血糖。若无效，可首选加用双胍类和（或）α 糖苷酶抑制剂或胰岛素增敏剂等。如仍无效，可再加用磺脲类降血糖药等；对体型瘦的患者在"健康的生活方式"治疗失败后，可首选加用磺脲类降血糖药。若仍无效，可加用双胍类和（或）α 糖苷酶抑制剂，若仍不能很好控制血糖，最好选用胰岛素。一般来说，2 型糖尿病患者经口服降血糖药治疗后，血清总胆固醇及低密度脂蛋白胆固醇水平下降，可见控制血糖水平对防治血脂异常是有益的。

3. 降血脂药物的应用

（1）单纯性高三酰甘油血症或以 TG 水平升高为主，兼有 TC 水平增高者，首选贝特类。这类药物可使 TG、LDL-C 水平降低，还能使 HDL-C 水平升高。贝特类不良反应轻微，仅 1% ～ 3% 患者服药后有恶心、腹部不适等反应。

（2）单纯性高胆固醇血症者或以 TC 水平升高为主，兼有 TG 增高者，首选他汀类。这些药物均为每日服用 1 次，服药方便，可明显降低 TC、LDL-C，也可升高 HDL-C 水平，是目前单独应用降低 LDL-C 的最有效药物。

（3）混合型高脂血症：一般应选用针对主要升高的血脂类型起作用的药物。当 TG 和 TC 水平均显著升高时，可选用他汀类药物；也可贝特类和胆酸螯合剂联用，或烟酸与胆酸螯合剂联用；或他汀类加胆酸螯合剂联用；或他汀类加烟酸加胆酸螯合剂三药联用，降胆固醇效果明显，可使家族性高脂血症、混合型高脂血症患者的血脂水平恢复正常。必须指出，贝特类药不宜与他汀类调脂药联合使用，以免引起严重致死的横纹肌溶解症。

总之，糖尿病患者存在胰岛素作用不足，易致脂代谢紊乱，增加发生大血管并发症的风险。及时对高脂血症进行干预，早期治疗，可延缓糖尿病大血管并发症的发生、发展，进而提高患者生存率。

第八节　糖尿病心血管危险因素的管理

糖尿病是最重要的心血管系统危险因素之一，之前已经介绍了糖尿病的大血管病变、糖尿病心肌病，以及糖尿病与高血压、冠心病、心律失常、血脂异常的关系。研究证实，大部分糖尿病患者死于心血管并发症，努力降低糖尿病患者的心血管系统总体风险，应成为防治糖尿病的主要目标，综合干预 2 型糖尿病患者所存在的各种心血管危险因素可以显著改善患者预后。

1. 生活方式管理

积极有效地纠正不良生活方式是改善包括糖尿病患者在内的所有心血管高危人群心血管预后的重要措施。

对糖尿病患者而言，合理的饮食结构与总热量摄入不仅是降血糖治疗的基石，也是降低心血管系统整体风险水平的有效措施。控制饮食中碳水化合物的摄入量是降低血糖的关键，推荐每天的总脂肪供能＜35%，饱和脂肪酸供能＜10%，单不饱和脂肪供能＞10%，膳食纤维摄入量＞40g/d 或 20g/（1000kcal・d）（1cal=4.18J）。同时，应多摄入低脂乳制品、家禽、鱼、豆类、非热带菜籽油和坚果，限制甜食、含蔗糖饮料和红肉的摄入。所有的糖尿病患者均应戒烟，对于有饮酒嗜好的糖尿病患者，男性每日酒精摄入量应＜ 25g，女性每日酒精摄入量应＜ 15g。

适度的运动有助于控制体重、改善糖代谢和脂代谢状态并降低血压水平。所有的糖尿病患者均应减少静坐的时间，尤其是避免长时间的静坐（≥ 90 分钟）。建议糖尿病患者坚持规律性的中等强度有氧运动（如快步行走、练太极拳、骑自行车等），运动后其心率达到最大心率的 50%～ 70% 为宜。体重在正常范围者应每日运动时间不少于 30 分钟，每周不少于 5 天。超重 / 肥胖者（BMI ≥ 24kg/m² 及 BMI ≥ 28kg/m²）需要增加运动量，每日运动时间不少于 1 小时，每周不少于 5 天。在无禁忌证的情况下，应鼓励患者每周进行 2～ 3 次抗阻训练（如俯卧撑、仰卧起坐、下蹲运动、举哑铃等）。合理饮食与适量运动是控制体重的安全有效手段，糖尿病患者应努力将 BMI 控制于 19.0～ 23.9kg/m²。

此外，应重视糖尿病患者的精神状况，将精神状况检查（量表测评）作为糖尿病患者病情评估的常规内容之一。对于存在焦虑或抑郁等心理疾病及疾病相关性精神紧张者，应予以非药物或药物干预。重症患者建议请精神心理科医生协助诊治。

2. 血糖管理

研究发现，与空腹血糖增高相比，餐后高血糖与心血管不良预后关系更为密切。在我国糖尿病人群中，餐后高血糖更为常见，因此应加强对餐后高血糖的监测与控制。对糖尿病病程较短、预期寿命较长（＞ 15 年）且降糖治疗无明显低血糖及非超重肥胖患者，无体重增加等其他治疗不良反应的患者，应使 HbA1c 尽量＜ 6.5%。对于有严重低血糖病史或其他低血糖高危人群、预期寿命有限（＜5年）、病程长（＞15年）、有较多的伴发病、应用了包括胰岛素在内的多种有效剂量的降血糖药物，血糖仍难达标的患者，应该尽量避免低血糖，HbA1c＜8.5% 即可。

在降血糖药物的选择上，口服降血糖药一般首选二甲双胍。应尽量避免低血糖，HbA1c≥9% 可考虑二联使用口服降血糖药。当 HbA1c＞10%～12% 或空腹血糖＞16.7mmol/L 或最高血糖＞19.4mmol/L，或有明显糖尿病症状或消瘦或酮症时，均应考虑首选胰岛素。

3. 血压管理

强化血压控制可明显降低糖尿病患者心血管并发症的风险，应将血压＜130/80mmHg 作为多数糖尿病患者的降压治疗目标值。对于高龄、一般健康状况较差或已经发生严重缺血性心脏病的患者，严格的血压控制可能会对患者产生不利影响，因此可将＜140/90mmHg 作为血压目标值。所有血压≥140/90mmHg 的糖尿病患者均应在改善生活方式的同时，积极启动降压药物治疗。降压药物治疗应首选血管紧张素转换酶抑制剂（ACEI）或血管紧张素Ⅱ受体阻滞剂（ARB），联用多种药物时，应在 ACEI 或 ARB 基础上加用中小剂量利尿剂或钙通道阻滞剂（CCB）等。具体内容可参照糖尿病合并高血压的治疗。

4. 血脂管理

血脂异常特别是高胆固醇血症是动脉粥样硬化性心血管疾病的重要危险因素，当糖尿病患者并存血脂异常时，其发生心血管事件的危险性进一步增高。对于存在血脂异常的患者应予以及时有效的干预。对于已经发生动脉粥样硬化性心血管疾病的糖尿病患者，无论其血脂水平如何，均应在改善生活方式的基础上给予他汀治疗。已存在心血管并发症的糖尿病患者未来复发心血管事件的危险性显著增高，被视为心血管疾病的极高危人群，可考虑将其 LDL-C 控制在 2.07mmol/L（80mg/dl）以下。与一般人群相比，糖尿病患者中三酰甘油水平增高更为常见，因此在治疗过程中应努力将三酰甘油水平降低至 1.7mmol/L（150mg/dl）以下。对于三酰甘油水平严重升高 [5.6mmol/L（500mg/dl）] 的患者，则应将降低三酰甘油水平作为首要治疗目标以预防急性胰腺炎，首选贝特类药物降低三酰甘油水平。

5. 抗血小板治疗

合理应用抗血小板药物对于改善患者心血管预后具有至关重要的作用，是预防糖尿病患者不良心血管事件的重要措施。对于既往无心血管疾病病史的 50 岁以上男性与 60 岁以上女性糖尿病患者，且伴有至少 1 项其他危险因素（吸烟、高血压、血脂异常、早发冠心病家族史及蛋白尿）者，若其不存在出血性并发症的高危因素（既往有胃肠道出血史或消化性溃疡病史，或正在服用非甾体抗炎药或华法林等增加出血风险的药物），建议服用小剂量（75～150mg/d）阿司匹林进行一级预防。若不能耐受阿司匹林治疗，可考虑应用氯吡格雷（75mg/d）替代。

6. 微量白蛋白尿的筛查与干预

国内外大量临床研究资料显示，糖尿病患者出现微量白蛋白尿后，其肾病容易进展，逐渐出现蛋白尿及肾功能损害，同时心血管并发症也显著增多，心血管事件的发生率及死亡率都明显增加。所以，微量白蛋白尿也是糖尿病患者心血管疾病的危险因素之一，应该积极筛查和干预治疗。病程＞5年的1型糖尿病及所有2型糖尿病患者，应该每年检查尿白蛋白排泄率。《中国2型糖尿病防治指南（2020年版）》提示ACEI/ARB治疗可延缓白蛋白尿进展，但是否可以降低终末期肾病风险尚待进一步研究。另外，当糖尿病患者合并高血压时，高血压也能促进微量白蛋白尿发生。对这类高血压患者，应给予以ARB或ACEI为基础的降压药物联合治疗，使血压降至目标值（130/80mmHg）。

降低糖尿病心血管并发症的发生率，可降低糖尿病的死亡率和致残率，改善糖尿病患者的生活质量。因此，加强糖尿病患者心血管危险因素的管理具有重要意义。

第三章

糖尿病合并肾脏疾病

第一节　糖尿病与尿糖

糖尿病是一种慢性代谢性疾病，糖代谢异常是糖尿病早期最明显的特征。在正常人糖代谢过程中，除胰腺、肝脏、脂肪、肠道和肌肉组织等对糖代谢有调节作用外，肾脏在糖代谢的调节中也起到了很大的作用，其对葡萄糖代谢的调节作用包括糖异生、葡萄糖利用、肾小球滤过和近曲小管重吸收等。

在糖代谢正常人群中，肾脏每天滤过的葡萄糖约为 180g，而几乎所有的血浆葡萄糖都经近端肾小管重吸收，仅有不到 1% 的葡萄糖分泌到尿液中。因此，正常人的尿液中几乎不含葡萄糖。但糖尿病患者由于机体糖代谢紊乱，当出现血糖浓度异常升高、肾脏对血糖的滤过功能异常或重吸收能力下降时，均可导致患者出现尿糖。

由于早期糖尿病可用限制饮食、运动、药物等方式积极控制，而晚期糖尿病容易导致患者全身多个系统和组织的各种并发症，严重者甚至可以危及生命。因此，糖尿病的早期发现与治疗非常重要，而血糖和尿糖是初诊糖尿病常用的指标。

尿糖检查是检测尿液中有无糖类的最简单无创的方法。正常人出现尿糖是由于肾小管对葡萄糖的重吸收是有限的，当超过一定数值时，肾小球滤过液里的葡萄糖不能被肾小管全部重吸收，剩余部分则随尿排出而形成尿糖。血糖越高尿糖也越高，能够出现尿糖的最低血糖水平即为肾糖阈。

但尿糖检查法也有自身局限性，它不能良好地测定低血糖反应，而且引起尿糖检查阳性的原因有很多，尿糖检查阳性的人群也并非都是由糖尿病引起的。因此，在发现尿糖检查阳性时，一定要仔细查找病因，以免耽误病情。

大多数尿糖检查阳性的患者是由于自身血糖水平增高，而出现尿糖检查阳性，常见于以下情况。

（1）糖尿病性糖尿：糖尿病患者的糖尿最为常见。糖尿病患者胰岛素分泌不足或胰岛素抵抗，血糖升高超过肾糖阈而导致尿糖，出现尿糖检查阳性。但在有些情况下，糖尿病患者血糖虽然高于正常，但尿糖检查却呈阴性。常见于下列情况：①老年糖尿病患者合并肾动脉硬化，出现肾糖阈增高，血糖升高而尿糖检查阴性。②血糖、尿糖不同步，餐前尿糖检查阴性，餐后血糖高，出现尿糖检查阳性。③尿标本放置时间过长，糖被细菌分解，出现尿糖检查阴性。④糖尿病合并尿崩症，尿液被稀释，导致尿糖检查阴性。

（2）类固醇性糖尿：常见于用激素治疗的慢性肾炎、类风湿关节炎等患者。特征为患者空腹血糖正常，白天药物治疗时血糖升高，出现尿糖检查阳性，但此类患者的糖尿是可逆的，停药后可消失。

（3）应激性糖尿：当机体面临一些突发的紧急情况（如情绪剧烈波动、外伤、手术、极度寒冷、中毒等）时，会产生一系列防御性反应，此时机体处于应激状态，升糖激素分泌增加，使血糖升高，尿糖检查阳性，但大多数患者尿糖可在1周内恢复正常。

（4）饮食性糖尿：长期饥饿的正常人如果短时间内大量进食，可因胰岛素的分泌功能相对低下而产生糖尿。此外，除葡萄糖外，果糖、乳糖、半乳糖等糖类食品过度摄入或在体内代谢障碍，也可以使血糖水平升高，从而出现相应的糖尿。

（5）内分泌疾病：除糖尿病外，甲状腺功能亢进、皮质醇增多症、嗜铬细胞瘤等内分泌疾病，也可以引起机体糖代谢紊乱，血糖水平升高，导致患者尿糖检查阳性。但当患者腺体功能恢复，血糖得到控制后，尿糖可以明显改善。

（6）肝源性糖尿：肝功能异常的患者，肝脏不能及时把餐后血糖转化为肝糖原，导致餐后高血糖，从而可出现尿糖检查阳性。

此外，还有一部分患者的血糖水平正常，但也可以出现尿糖检查阳性。常见于以下情况。

（1）肾性糖尿：有些肾病患者的血糖、糖耐量检查均正常，但由于肾小管先天性功能缺陷或后天受损，肾小管重吸收功能障碍而发生肾性糖尿，可见于肾炎、肾病综合征等。此外，糖尿病合并肾病的患者，虽然可以控制血糖水平正常，但仍有可能出现尿糖检查阳性。

（2）妊娠性糖尿：妊娠时有些孕妇会出现肾糖阈降低，导致尿糖检查阳性，在分娩后可恢复正常。但与此同时应严格监测患者血糖水平，排除妊娠合并糖尿病的情况。

（3）药物性糖尿：研究调查发现，有些人在服用如吗啡、水杨酸类、对氨基苯甲酸等药物后，尿糖检查可出现假阳性结果。

因此，在发现尿糖检查阳性后，一定要到医院做相关检查，积极查找病因，明确诊断。千万不能因为尿糖检查阳性就自我诊断糖尿病而擅自用药。

第二节　糖尿病与血尿

糖尿病患者由于机体长期的代谢紊乱与免疫功能失衡，容易合并各种疾病，常常导致血尿的出现。一般而言，正常人的尿液中几乎没有红细胞或偶尔有个别红细胞。但当机体在某些病理状态下出现尿液中红细胞异常增多时，就会导致血尿的发生。

血尿一般分为肉眼血尿和镜下血尿。肉眼血尿是指肉眼看到血样的尿液，一般每升尿液中含有 1ml 以上血液，尿液颜色就会明显变红。肉眼血尿的颜色由于出血量和尿酸碱度不同而有一定的差异。出血量多时尿液颜色为深色，尿液偏酸性时呈棕色、酱油色或深茶色；尿液偏碱性时呈鲜红色、粉红色或洗肉水样。

镜下血尿是指血液中的红细胞进入尿液后，经离心沉淀观察到尿液中每高倍镜视野 ≥ 3 个红细胞，或非离心尿液超过 1 个，或 1 小时尿红细胞计数超过 10 万，或 12 小时尿沉渣计数超过 50 万，提示肾脏和（或）尿路系统有异常出血。

当糖尿病患者出现血尿时，应首先明确是否为真性血尿。由于某些食物（如甜菜、辣椒、番茄叶等）和某些药物及其代谢产物（如利福平、苯妥英钠、吩噻嗪等）可导致尿液变为红色，容易使患者误以为发生血尿，从而引起恐慌，所以应首先排除使尿液呈现红色的干扰因素。其次应考虑是否为肾小球源性血尿。肾小球源性血尿是指血尿主要由肾小球病变引起，临床上常表现为单纯性血尿或血尿伴蛋白尿，多见于常见的原发性肾小球疾病，如 IgA 肾病、系膜增生性肾炎、局灶性肾小球硬化症等，也可见于一些继发性肾小球疾病，如糖尿病肾病、紫癜性肾炎、狼疮性肾炎等。肾小球源性血尿的发病机制目前尚未完全明确，一般认为与机体免疫有关，即抗原抗体复合物沉积于肾小球基底膜和系膜区，破坏了肾小球基底膜的滤过屏障，同时引起系膜细胞和系膜基质增生，导致了肾源性血尿发生。

糖尿病患者出现非肾小球源性血尿的情况更为常见，病因主要包括泌尿系统感染、结石、肿瘤、外伤、邻近器官疾病及全身性疾病等，其中最常见的病因是尿路感染。糖尿病患者由于自身免疫力降低，容易出现尿道黏膜损伤，且尿液中的高糖为病原菌滋生创造了有利条件，导致尿路感染的发生率增高。因此，糖尿病患者合并非肾源性血尿时应常规行清洁中段尿培养以排除尿路感染。此外，老年糖尿病女性患者容易并发老年性或真菌性阴道炎，导致出现血尿，而常规的抗感染治疗无明显效果。因此，当老年女性尿液中反复出现血尿时，要考虑妇科疾病的可能。

1. 血尿的诊断与鉴别

由于糖尿病患者出现血尿的病因不同，所伴随的症状、体征和实验室检查结果也不尽相同。血尿伴发热多考虑感染性疾病，如同时有尿路刺激症状，可考虑尿路感染，如膀胱炎；如为高热、寒战、腰痛，可考虑肾盂肾炎；如为低热，抗感染久治不愈，要考虑慢性炎症，并排除泌尿系统结核病等；血尿伴肾绞痛可考虑肾或输尿管结石；血尿伴尿流中断多见于膀胱和尿道结石；血尿伴尿流细和排尿困难可考虑前列腺炎；血尿伴有水肿、高血压、蛋白尿，多见于肾小球肾炎；血尿伴有皮肤黏膜及其他部位出血，多见于血液病和某些感染性疾病。

此外，患者肾区或腰部挫伤并出现血尿多考虑与外伤损伤有关。

2. 临床常见的血尿检测方法

（1）尿三杯试验：用三个清洁玻璃杯分别留起始段、中段和终末段尿观察，如起始段血尿提示病变在尿道；终末段血尿提示出血部位在膀胱颈部、三角区或后尿道；三段尿均呈红色即为全程血尿，提示血尿来自肾脏或输尿管。

（2）位相显微镜检测：为目前鉴别肾小球性或非肾小球性血尿最常用的方法。如为肾小球疾病所致血尿，则绝大部分为畸形红细胞，其形态各异，大小明显不同。如为肾盂、输尿管、膀胱或尿道出血（即非肾小球性出血），其红细胞的大小绝大多数是正常的，仅小部分为畸形红细胞。

（3）肾穿刺活检：血尿通过临床检查大多可以确诊；如果采用常规的检查手段未能确定患者出现血尿的原因，则应考虑通过肾脏活检进一步明确诊断。某些肾脏疾病如急进性肾炎、急性肾衰竭者必须行肾活检后，才可以明确病因、确定病理类型、判断预后并指导治疗。

综上所述，血尿是糖尿病患者常见的临床表现，通过临床检查大多可以确诊，然后进行对症治疗。但如果治疗不彻底、反复发作或失治误治，患者病情不能得到有效控制，最终将严重影响患者的生活质量。因此，早期明确糖尿病患者出现血尿的来源与性质，对于患者的治疗与预后有重大意义。

第三节　糖尿病肾病

近年来随着糖尿病患病率的增高和社会老龄化加重，糖尿病肾病（diabetic nephropathy，DN）的患病人数也越来越多。糖尿病肾病是糖尿病代谢异常引起的肾脏损害，病变可累及全肾，是糖尿病重要的微血管病变之一，也是终末期肾衰竭和糖尿病患者死亡的重要原因之一。临床上以持续性白蛋白尿和（或）肾小球滤过率进行性下降为主要特征，可进展为终末期肾病。但糖尿病肾病的早期诊断能延缓、阻滞甚至逆转疾病的进展，对提高患者的生活质量、延长患者预期寿命具有重要意义。

糖尿病肾病的发病机制

糖尿病肾病是糖尿病最常见的并发症之一，随着糖尿病患病率的不断增高，糖尿病肾病已逐渐成为导致糖尿病患者慢性肾衰竭的主要原因之一。尽管目前糖尿病肾病的发病机制仍不明确，但大多数的研究表明高血糖造成的肾脏血流动力学改变及葡萄糖本身代谢异常所导致的一系列后果是造成肾脏病变的基础，糖尿病患者胰岛素代谢障碍导致的长期高血糖是糖尿病肾病发生的最关键原因，而众多生长因子、细胞因子被激活是病变形成的直接影响因素。

糖尿病肾病早期的肾脏结构变化主要包括肾小球体积增大、系膜细胞肥大、细胞外基质成分的堆积及肾小球基底膜增厚。在功能上表现为肾小球高滤过、高灌注状态，以及肾小球滤过屏障的改变。

糖尿病肾病可能的发病机制如下：

1. 高血糖与糖尿病肾病

实验研究表明，高血糖可以使肾小球细胞外基质的负反馈调节受损，导致系膜细胞持续分泌细胞外基质，继而出现系膜增生、肾小球肥大，晚期可导致糖尿病肾病患者的肾小球及间质纤维化、肾小球硬化、肾功能异常直至衰竭。在慢性高血糖状态时，过多的糖类可以与循环中的游离氨基酸或组织蛋白结合，引起蛋白非酶性糖基化反应，产生糖化血红蛋白，最终可形成晚期糖基化终末产物（AGE）。AGE蓄积可引起肾脏及微血管结构的改变，加速糖尿病肾病的发生发展。

2. 血流动力学改变与糖尿病肾病

在糖尿病患者的高血糖或脂代谢紊乱状态下，肾小球血管内膜下沉积的大量蛋白，可使肾脏入球小动脉及出球小动脉血管壁发生玻璃样变，血管弹性减小，从而引起肾小球血流动力学的改变。此外，糖尿病患者体内的血管活性物质反应性增强，可使肾小球出、入球小动脉舒缩平衡失调。导致糖尿病肾病早期肾脏的微血管结构改变，继而引发功能障碍。早期糖尿病主要通过影响肾脏入球小动脉及邻近的血管，造成高灌注、高滤过状态。随着病程进展，血流动力学特征逐渐转化为高阻力、低流速、低灌注。

3. 细胞因子与糖尿病肾病

生长激素/胰岛素样生长因子（GH/IGF）轴异常可导致肾小球肥大。血小板衍生生长因子（PDGF）可刺激系膜细胞持续增生，表现为肾小球系膜增生、肾小球肥大，最终导致肾小球硬化。一氧化氮（NO）

可导致持续的肾小球高滤过和肾小球内压力增高，对肾小球产生损害，加速肾小球硬化的发生。

4. 基因和糖尿病肾病

遗传因素在糖尿病肾病的发生机制上有重要作用，研究表明，世界人群中，在终末期肾病、蛋白尿和慢性肾脏病等家族聚集性疾病的发病过程中，蛋白尿和肾小球滤过率与遗传有密切关系。

糖尿病肾病的早期筛查与诊断

糖尿病肾病是糖尿病的严重并发症之一，也是糖尿病肾病患者死亡的主要原因之一。糖尿病肾病的早期诊断能延缓、阻滞甚至逆转疾病的进展，对提高患者的生活质量、延长患者预期寿命具有重要意义。糖尿病肾病在早期具有很大的隐蔽性，患者一般无明显的临床症状，肾功能大多在正常范围内，尿蛋白定性多为阴性，这给早期诊断带来了困难。因此，明确糖尿病肾病早期诊断的相关指标，并及时进行监测对于糖尿病肾病的早期诊断至关重要。

糖尿病肾病分期见表 3-1。

表 3-1　糖尿病肾病分期

分期	肾小球滤过率	尿蛋白排泄率	肾脏病理
Ⅰ期	增高	< 20μg/min	基本正常
Ⅱ期	正常或增高	< 20μg/min 间歇性微量白蛋白尿	肾小球基底膜轻度增厚
Ⅲ期	大多正常	持续性微量白蛋白尿 20～200μg/min	肾小球基底膜增厚及系膜进一步增宽

续表

分期	肾小球滤过率	尿蛋白排泄率	肾脏病理
Ⅳ期	正常或减低并进行性下降	＞200μg/min 显性白蛋白尿	肾小球硬化、灶性肾小管萎缩及间质纤维化
Ⅴ期	肾衰竭期	大量蛋白尿，终末期尿蛋白排泄可减少	同Ⅳ期，病变程度进一步加重

对糖尿病肾病的早期干预，应在Ⅲ期和Ⅲ期以前进行。

糖尿病肾病的早期诊断建立在早期筛查的基础上。改善全球肾脏病预后组织（KDIGO）和 ADA 指南均推荐初筛的时间：1 型糖尿病（T1DM）患者病程＞5 年，以及所有 2 型糖尿病（T2DM）患者确诊时。临床实践发现，许多 T2DM 患者在确诊糖尿病时已经伴有大量蛋白尿或已有肾功能损害的症状。2017 年 ADA 的糖尿病诊疗标准中也强调了对糖尿病前期患者的重视度，启发我们应该对糖尿病肾病高危人群进行筛查：① T1DM 患者合并糖尿病肾病高危因素（高血压、高血脂、年龄＞45 岁、肥胖、烟酒嗜好、甲状腺疾病等）者应早期及时筛查。② T2DM 前期（糖耐量异常或空腹血糖受损）合并以上高危因素者也应开始早期筛查。

（1）糖尿病肾病微血管病变的筛查：有研究认为糖尿病患者发生视网膜病变（DR）要早于肾脏病变，通过监测糖尿病患者的视网膜状况可以预测糖尿病肾病的发生。但近年来研究显示，两者发病进程并不完全平行，尤其是 2 型糖尿病，二者的关系多变甚至可以独立存在。因此，视网膜病变对糖尿病肾病的发生虽有一定的提示作用，但并不适合作为糖尿病肾病的早期诊断指标。

目前认为尿白蛋白是糖尿病肾病肾小球损伤的可靠标志物，通常以微量白蛋白尿（microalbuminuria，MAU）作为筛查和诊断糖尿病肾病的标准。尿微量白蛋白是由肝脏分泌的一种中分子蛋白质，带负电荷，由于肾小球滤过膜的电荷选择性屏障的静电同性排斥作用，绝大多数蛋白质不能透过滤过膜。正常人通过肾小球毛细血管网滤入尿中的少量血浆白蛋白中 99% 会被近曲小管重吸收，故尿液中几乎不含白蛋白，当肾小球滤过膜的通透性增加或肾小管对蛋白质的重吸收功能受损时，会出现明显蛋白尿。其中，肾小球轻度受损时，MAU可明显增加。糖尿病肾病早期病变以肾小球损害为主，尿微量白蛋白的测定可反映肾小球的受损情况。

尿白蛋白排泄率在 20 ～ 200μg/min 时，用常规方法检测尿蛋白为阴性，当尿蛋白排泄率超过 200μg/min 时，尿蛋白定性阳性，而此时患者已进入临床肾病期。糖尿病患者一旦出现持续性蛋白尿，就表明肾脏出现了不可逆性病理改变，现有的治疗难以逆转，并将最终发展为终末期肾衰竭。因此，白蛋白尿不能灵敏反映早期糖尿病肾病的发生，单纯使用白蛋白尿诊断糖尿病肾病甚至存在漏诊的风险；而且药物、高血压、高蛋白饮食、运动、尿路感染、充血性心力衰竭等均可能导致尿蛋白增加，因此单独用尿白蛋白判断糖尿病肾病的发生与发展有一定的局限性。研究也发现，T2DM 患者蛋白尿的进展与肾功能的下降并不完全一致，出现蛋白尿的患者肾功能不一定受到损害，反之亦然。

当肾小球轻度受损时，MAU 可明显升高。糖尿病肾病早期病变以肾小球损害为主，尿微量白蛋白的测定可反映肾小球的受损情况。故 MAU 是糖尿病肾病的一个早期信号，可用于糖尿病肾病的早期诊断。但是，MAU 不仅受代谢因素影响，个人的社会经济地位、地域经济发展水平的差异也都会造成检验的误差。因此，KDIGO 和 ADA 指南建议使用随机尿白蛋白 – 尿肌酐比值（albumin/creatinine ratio，ACR）代替 MAU；为减少假阳性率，建议糖尿病患者在随后的 3～6 个月复测 2 次 ACR，当 3 次检测中有 2 次 ACR 阳性时会更有意义。男性 ACR 为 17～250mg/g、女性为 25～355mg/g 可作为诊断早期糖尿病肾病的标准。

（2）糖尿病肾病肾小管损伤的筛查：近年来，糖尿病肾病的肾小管及间质受损越来越受到重视。除了临床常规检测尿比重、尿渗透压、尿 pH 值等指标，一些具有潜在诊断价值的生物标志物陆续被发现，为诊断糖尿病肾病提供了新的思路。这些指标主要有以下三种。①转铁蛋白（transferrin，TRF）：是单链糖蛋白，其分子量较白蛋白稍大，但所带负电荷较少，易通过肾小球的电荷屏障，尤其在糖尿病肾病早期，滤过膜电荷屏障受损，致尿中 TRF 增多。②α_1 微球蛋白（α_1 microglobulin，α_1-MG）：为多种体液成分中均含有的小分子蛋白，由肾小球自由滤过，99% 被近端小管重吸收分解，糖尿病肾病早期肾小管受损时其在尿中浓度明显上升，α_1-MG 检测灵敏度较高、方便，是肾小管损伤的理想标志物。③β_2 微球蛋白（β_2 microglobulin，β_2-MG）：一种小分子量蛋白，与 α_1-MG 相似，能够早期反映肾小球、小管功能的改变。同时检测 ACR、TRF、α_1-MG 及 β_2-MG 等 4 种微量蛋白可提供更全面的参数，克服了各种微量蛋白出现的不均一性，为糖尿病肾病的早期诊断提供了更可靠的依据。

（3）糖尿病肾病确诊金标准：肾活检仍是糖尿病肾病诊断的金标准。在糖尿病肾病早期，肾脏已有细微的病理变化，此时肾活检是确诊的唯一方法。正常肾小球基底膜厚度为 300 ～ 400nm，糖尿病肾病早期患者便可有不同程度的增厚，T1DM 患者起病 1.5 ～ 2.5 年即可观察到肾小球基底膜增厚，晚期增厚可达正常厚度的 10 倍。此外，糖尿病肾病早期多伴有足细胞的改变，肾活检可以观察到足细胞的突触间距变宽、足细胞与肾小球基底膜脱离及数量减少等改变。但糖尿病患者出现肾损害不一定是糖尿病肾病引起的，对于症状不典型者，出现大量血尿、管型尿、肾功能快速下降或伴有其他系统性疾病的体征时，肾活检有非常重要的鉴别诊断价值。事实上，糖尿病合并肾损伤的情况较为复杂：患者既可以是糖尿病肾病，也可能是非糖尿病肾病（nondiabetic renal disease，NDRD），甚至可能是糖尿病肾病合并 NDRD，所以若不经肾活检，这三种情况难以鉴别。

糖尿病肾病患者早期诊断后，经过合理的治疗，部分患者的病情可以得到控制或恢复，而一旦发展到临床糖尿病肾病期，肾脏损害将不可逆转，并且发展速度较快，可以在短时间内进入终末肾病期，目前尚缺乏有效的治疗手段。因此，糖尿病肾病的早期诊断对于患者的治疗意义重大，尤其是在早期糖尿病肾病即微量白蛋白尿期就明确诊断，可以使患者病情稳定或逆转，避免发展到不可逆转的临床糖尿病肾病期甚至肾衰竭期。

糖尿病肾病与非糖尿病肾病的鉴别

糖尿病肾病是糖尿病的并发症之一。随着糖尿病发病率的不断上升，糖尿病肾病的患者也越来越多。糖尿病合并的肾脏损害包括糖尿病肾病（DN）和非糖尿病肾病（NDRD）。NDRD 的种类十分广泛，几乎包括所有的原发性肾小球及肾小管病变，以及常见的高血压性肾损害、狼疮性肾炎、过敏性紫癜等继发性肾脏病变。DN 和 NDRD 的治疗及预后均存在明显差异，因此 DN 与 NDRD 的鉴别具有重要意义。

研究调查发现，糖尿病患者的病程、血压、糖化血红蛋白及是否伴血尿、视网膜病变是 2 型糖尿病伴发 DN 的独立相关因素，也是 DN 与 NDRD 的鉴别要点。

糖尿病病程是 DN 发生的关键影响因素，糖尿病患者一般多在患病 5～10 年或更久才会出现临床可检测到的肾脏变化，因此，对于糖尿病病程较短的患者，出现肾功能检查异常后，应首先考虑为 NDRD。

高血压是 DN 的独立危险因素。DN 患者合并高血压十分常见，在 DN 患者中的比例可高达 70%。糖尿病患者发生高血压的机制十分复杂，如刺激交感神经系统或激活肾素 - 血管紧张素系统（RAS），导致水钠潴留。此外，在糖尿病发展过程中，胰岛素抵抗可通过容量负荷、血管阻力增加而导致高血压发生。因此，高血压与糖尿病的发生发展过程密切相关，并可以相互影响、相互促进，形成恶性循环，从而加重病情。而在伴有肾脏损害时，高血压机制更复杂，包括交感神经兴奋、RAS 激活、水钠潴留及血管活性物质合成减少。

研究调查显示，高血压性肾小动脉硬化是糖尿病合并 NDRD 患者中最常见的病变。老年高血压患者中，由高血压引起的肾损伤发生率随年龄增长而增加，而在合并高血压的老年糖尿病患者中，无论糖尿病与高血压的发生顺序如何，肾损伤的发生率均明显增加，当糖尿病与高血压同时出现或晚于高血压出现时，主要表现为高血压肾损害。实验研究表明，NDRD 患者平均收缩压低于 DN 患者，收缩压与 NDRD 诊断呈负相关，而与 DN 诊断呈正相关。因此，血压水平有助于 DN 与 NDRD 的鉴别诊断。

血糖水平在 DN 发生发展过程中发挥着重要作用。当患者血糖水平升高后，在 DN 发病早期即可出现肾小球的高压、高灌注、高滤过等血流动力学改变，最后可进展到肾小球硬化。而 NDRD 患者的肾脏损伤主要源自其原发病，而不是糖尿病，血糖升高只是作为一个加重因素。此外，研究调查发现：DN 患者的糖化血红蛋白水平显著高于 NDRD 患者。这提示 DN 患者的血糖水平控制不如 NDRD 患者，这对于二者的鉴别也有一定参考意义。

血尿包括肾源性血尿和非肾源性血尿，只有肾源性血尿才提示肾脏病变，DN 患者的血尿也属于肾源性血尿。随着糖尿病患者病程延长和糖化血红蛋白水平升高，患者血液中红细胞变形能力变差，不能从肾小球基底膜滤过，造成红细胞损伤破裂，形成血尿。此外，2 型糖尿病患者也容易发生肾小管损伤，影响肾小管渗透压梯度形成，造成肾小管性血尿。在血尿检查中尿红细胞形态较肾小球性血尿正常。与 DN 患者相比，NDRD 患者的肾源性血尿发生率更高。当 2 型糖尿病患者病程短于 10 年，出现大量蛋白尿合并非均一性红细胞血尿或棘形红细胞性血尿时，应仔细询问病史，并首先考虑 NDRD 的发生。

研究发现，合并糖尿病视网膜病变且糖尿病病史在 10 年以上的患者，出现蛋白尿后，95% 以上有典型的糖尿病肾小球病变；而在无视网膜病变的蛋白尿患者中 25% 以上为 NDRD。此外，糖尿病视网膜病变被美国肾脏病基金会指南作为 2 型糖尿病患者 DN 的诊断依据之一。因此，糖尿病视网膜病变也可以作为两组疾病的鉴别点之一。

尽管 DN 患者的视网膜病变患病率明显高于 NDRD 患者，但视网膜病变大多先于 DN 患者的糖尿病病情发展，所以，糖尿病视网膜病变并不是 NDRD 的排除标准。

病理活检被认为是 DN 诊断的金标准，当患者不能依据临床病史明确诊断肾脏疾病时，需考虑进行肾穿刺活检以明确诊断和指导治疗。糖尿病主要引起肾小球病变，病理表现为肾小球系膜增生、基底膜增厚和 K-W（Kimmelstiel-Wilson）结节等，这是病理诊断的主要依据。此外，糖尿病还可引起肾小管间质、肾微血管病变，如肾间质纤维化、肾小管萎缩、出球动脉透明变性或肾微血管硬化等，这些改变亦可由其他病因引起，在诊断时可作为辅助指标。而 NDRD 患者的病理活检因原发疾病的不同，出现不同肾脏病理改变的表现，临床上根据不同的特征性病理改变，明确诊断并指导治疗。

糖尿病患者合并的肾脏损害可能是 DN、NDRD 或两者合并出现。目前有研究提示，当临床拟诊为 DN 时，可先不进行肾活检，而考虑存在 NDRD 时应积极行肾活检病理检查。研究调查发现，T1DM 患者 NDRD 的发病率仅为 5%；而 T2DM 患者 NDRD 的发病率可达 30%～85%。因此，在糖尿病合并肾脏损害患者肾活检率低的现况下，通过临床特征鉴别出 NDRD 患者非常重要。

DN 和 NDRD 的治疗是完全不同的。DN 治疗以控制血糖、控制血压、减少尿蛋白为主，还包括生活方式干预、纠正脂质代谢紊乱、治疗肾功能不全的并发症、透析治疗等。而 NDRD 病变则是根据不同的肾脏疾病类型，采用不同的治疗方法和措施。因此，早期明确 DN 与 NDRD 的诊断，对于患者的早期治疗是非常重要的。

糖尿病肾病的早期预防

近年来随着糖尿病患病率的增高和社会老龄化加重，糖尿病肾病的患病人数也越来越多。糖尿病肾病是糖尿病代谢异常引起的肾脏损害，病变可累及全肾，是糖尿病重要的微血管病变之一，也是终末期肾衰竭和糖尿病患者死亡的重要原因之一。

目前认为，糖尿病肾病是由糖尿病患者体内胰岛素相对或绝对缺乏导致糖代谢障碍，从而引起肾脏血流动力学障碍，加上多种细胞因子、炎症介质及遗传因素相互作用，最终导致的肾脏病变。临床上以持续性白蛋白尿和（或）肾小球滤过率进行性下降为主要特征，可进展为终末期肾病。

糖尿病肾病早期主要表现为肾小球滤过率增高及肾脏肥大，但研究发现，当糖尿病患者的早期代谢指标得到及时有效的控制后，这种改变可以恢复，即早期糖尿病肾病的微量白蛋白尿经过积极干预后可以发生逆转，因此早期进行有效干预治疗的获益更大。而糖尿病患者一旦到了临床糖尿病肾病期，多并存视网膜病变、神经病变等多种慢性并发症，发生心血管事件的风险也显著增高，治疗规模需要扩大，经济负担加重，生活质量下降。因此，早期及时诊断及积极预防治疗，可以有效防止和延缓糖尿病肾病的发展。

但目前临床调查发现，许多糖尿病患者在尿常规检测发现蛋白定性阳性时，才开始重视肾脏的病变情况。所以糖尿病患者在糖尿病肾病的早期筛查和预防方面还需要加强。糖尿病肾病的早期预防措施主要有以下几方面。

（1）加强糖尿病患者的教育及饮食指导，改变不良生活方式：

改变生活方式和饮食调节是控制糖尿病及其并发症的基础措施。当发现血糖升高时即应控制饮食，戒烟限酒，适当运动。中国糖尿病防治指南建议糖尿病肾病患者的蛋白质摄入量不应超过饮食总热量的15%；有显性蛋白尿的患者蛋白摄入量宜限制在每天 0.8g/kg 体重以下。ADA 也建议对于肾功能正常的糖尿病肾病患者，每日蛋白质摄入应限制在每天 0.8 ～ 1.0g/kg 体重；肾功能不全非透析期者应限制在每天 0.8g/kg 体重以下，以鱼、瘦肉、蛋、奶等优质蛋白质为主。如蛋白摄入量低于每天 0.6g/kg 体重，则应适当补充必需氨基酸制剂，防止发生严重低蛋白血症和明显水肿。此外，体力活动可诱导糖尿病肾病早期的尿蛋白水平暂时升高，但长期规律的运动可通过提高胰岛素敏感性，改善糖耐量，减轻体重，改善脂质代谢，改善内皮功能，控制血糖、血压，延缓糖尿病及糖尿病肾病的发生发展。

（2）控制高血糖，使血糖长期平稳达标：美国糖尿病控制与并发症试验（DCTT）和英国糖尿病前瞻性研究（UKPDS）均显示，强化降糖治疗可明显减少糖尿病患者发生微量白蛋白尿和临床糖尿病肾病的危险。从糖尿病早期即开始饮食及药物治疗，控制好血糖，是阻止糖尿病肾病发生、发展的重要措施。治疗的靶目标值：空腹血糖应＜ 6.1mmol/L，餐后 2 小时血糖＜ 8.0mmol/L，糖化血红蛋白＜ 6.5%。然而过于严格的血糖控制将增加低血糖的发生风险，尤其是对于年龄较大、病程长、肾功能受损的患者，其糖化血红蛋白的控制水平应适当放宽，根据患者病程、胰岛功能、血糖增高特点、并发症及合并症等情况个体化制订降糖治疗方案和控制目标。有研究认为，2 型糖尿病患者在使用二甲双胍降糖治疗的同时，还可以降低早期糖尿病肾病患者的尿白蛋白排泄率。但对于临床期和终末期糖尿病肾病患者，选择口服降血糖药物一定要慎重。

（3）积极控制血压：1 型糖尿病患者的高血压往往是由糖尿病肾病引起的，而 2 型糖尿病中有 1/3 的患者在诊断前就存在高血压。无论是收缩压还是舒张压升高均可加快糖尿病肾病的进展速度，因此血压的控制应放在糖尿病肾病治疗的突出位置。＞ 18 岁的非妊娠患者若尿蛋白每天＜ 1.0g，血压应控制在 130/80mmHg 以下；若尿蛋白每天＞ 1.0g 或肾功能已受损，血压应控制在 120/75mmHg 以下。对于收缩压＞ 180mmHg 的患者，则最好在能耐受的情况下分阶段地逐渐将血压降到此标准。推荐糖尿病患者首选 ACEI 及 ARB 类药物进行降压治疗，这两类药物有减少尿白蛋白排泄的作用。如果糖尿病患者在用药 4～6 周后血压仍没有降到理想值，则应加用其他降压药物，如利尿剂、钙通道阻滞剂、β 受体阻滞剂、α 受体阻滞剂等。控制血压并非越低越好，也要掌握一定的度，避免过度治疗。

（4）纠正脂质代谢紊乱：2 型糖尿病患者常伴有血脂代谢紊乱，典型的脂代谢异常表现为高三酰甘油（TG）、低水平高密度脂蛋白胆固醇（HDL-C）和小而密低密度脂蛋白胆固醇（sdLDL-C）增多。高脂血症不仅直接参与糖尿病胰岛素抵抗和心血管并发症的发生，低密度脂蛋白胆固醇（LDL-C）还可以通过作用于肾小球系膜细胞上的 LDL 受体，导致系膜细胞和足细胞的损伤，促进蛋白尿和肾小球及肾小管间质纤维化的进展。糖尿病患者出现肾病综合征和肾功能不全，又会进一步加重高脂血症。因此，积极纠正糖尿病肾病患者体内脂代谢紊乱，亦对糖尿病肾病具有重要意义。糖尿病肾病患者血脂异常的控制目标：TC＜ 4.5mmol/L，LDL-C＜ 2.5mmol/L，HDL-C＞ 1.1mmol/L，

TG ＜ 1.5mmol/L。2013 年的中国糖尿病防治指南建议，对于无心血管疾病且年龄 40 岁以上者，如同时存在其他心血管疾病危险因素（高血压、吸烟、微量白蛋白尿等），LDL-C 控制目标为＜ 2.6mmol/L，当合并心脑血管疾病时，LDL-C 控制目标为＜ 1.8mmol/L。

综上所述，糖尿病患者在糖尿病肾病早期进行正规筛查和及时预防，有利于早期诊断，从而预防与延缓糖尿病肾病的发生发展，提高存活率，改善生活质量。

糖尿病肾病的早期治疗及饮食疗法

1. 糖尿病肾病的防治

糖尿病肾病的防治分为三个阶段。第一阶段为糖尿病肾病的预防，对重点人群进行糖尿病筛查，发现糖耐量受损或空腹血糖受损的患者，采取改变生活方式、控制血糖等措施，预防糖尿病及糖尿病肾病的发生。第二阶段为糖尿病肾病早期治疗，对出现微量白蛋白尿的糖尿病患者，予以糖尿病肾病治疗，减少或延缓大量蛋白尿的发生。第三阶段为预防或延缓肾功能不全的发生或进展，治疗并发症，对出现肾功能不全者考虑肾脏替代治疗。

在糖尿病肾病的治疗中，最重要的是早期预防和治疗。糖尿病肾病的早期治疗主要包括以下几方面。

（1）易感因素评估：通过对初诊的糖尿病患者进行病史询问和家系调查以明确是否有遗传倾向，进行易感基因的检测等，对有易感因素的患者应加强肾病的监测和随访。对所有糖尿病患者进行微量白蛋白尿测定及筛选，尿微量白蛋白水平增高与否，对于预后判断、决定是否强化治疗，以及提示可能存在其他系统微血管病变和脂代谢紊乱具有重要价值。

（2）加强糖尿病治疗：糖尿病本身的严重程度及血糖是否有效控制是影响肾病发生与发展的重要因素。研究资料表明，糖尿病患者早期出现微量白蛋白尿、较高水平的糖化血红蛋白，伴有高血压及血清高密度脂蛋白水平降低，不仅较易发生糖尿病肾病，且肾脏病变的发展速度快，预后不佳。因此强化血糖控制、降低糖化血红蛋白水平、纠正脂代谢紊乱也是降低糖尿病肾病发病率和减轻肾脏早期损害的必要措施。

（3）低蛋白饮食：饮食中摄入蛋白质过多，不仅可增加尿蛋白的排出，也可增加肾小球血管内压力和灌注量，使高灌注和高滤过状态进一步加重。从肾小球滤过的蛋白质仅小部分从尿液中排出成为尿蛋白，而大部分系由肾小管吸收、分解，在此过程中需消耗大量能量，并产生大量氧化代谢产物而加重肾脏损害。因此低蛋白饮食能延缓糖尿病肾病肾脏损害的进展速度。

（4）药物治疗：ACEI 或 ARB 在糖尿病肾病中有控制血压、减轻蛋白尿、延缓肾功能进展的作用，是目前临床推荐糖尿病肾病早期治疗的首选药物。ACEI 主要药理作用是抑制血浆及组织中的血管紧张素转换酶，减少血管紧张素 Ⅱ 的生成，减少血管收缩和醛固酮的分泌。但在用药过程中需要注意观察患者肾功能及血钾的变化，对伴有肾动脉狭窄的患者要慎用或禁用。

由于糖尿病肾病多种致病因素间的相互影响，其发病机制极其复杂。因此，在糖尿病肾病的治疗过程中要从整体出发，不能只考虑某一个指标的变化。尽管目前尚不能完全弄清糖尿病肾病的发病机制，但对其进一步深入研究将对糖尿病肾病有更新的认识，对于指导临床的治疗及预防工作有重要意义。

2.糖尿病患者的饮食疗法

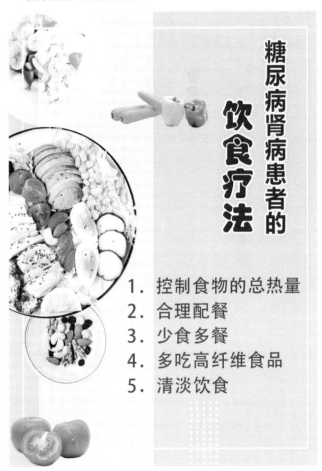

糖尿病肾病患者的

饮食疗法

1.控制食物的总热量
2.合理配餐
3.少食多餐
4.多吃高纤维食品
5.清淡饮食

糖尿病肾病早期多无症状，血压可正常或偏高，其发病率随着糖尿病病程的延长而增高。目前糖尿病肾病尚无特效的治疗药物，主要采取严格合理的饮食控制、血糖控制、血压控制等措施。因此，良好的饮食控制对延缓病情进展、改善预后具有重要意义。那么，糖尿病肾病患者在饮食方面应注意些什么呢？

进行饮食疗法时，需明确治疗目的，通常包括以下几个方面：①提供符合生理需要的能量和营养，改善健康状况；②纠正代谢紊乱，使血糖、血脂尽可能接近正常生理水平；③预防和治疗低血糖、酮症酸中毒等急性并发症；④防止和延缓心脑血管、肾脏、视网膜、神经系统等慢性并发症的发生；⑤提供足够的维生素和微量元素，改善整个身体状况。

具体来讲，介绍如下：

1. 蛋白质

糖尿病肾病患者采取低蛋白饮食能够减少尿蛋白排泄及改善蛋白质代谢，延缓肾损害进展，减轻胰岛素抵抗，改善脂肪代谢等。我国糖尿病指南推荐从出现显性蛋白尿起即需适量限制蛋白质，推荐蛋白质摄入量 0.8g/（kg·d）。从 GFR 下降起，即应实施低蛋白饮食，推荐蛋白质摄入量 0.6g/（kg·d），并同时补充复方 α- 酮酸制剂。另外，应注意进食蛋白质的质量，在每日有限的蛋白进食量中尽量用动物蛋白替代植物蛋白。尽量少食植物蛋白，适当限制主食（面粉、大米也含有一定的植物蛋白），可适当补充牛奶、鸡蛋白、鱼、瘦肉等动物蛋白，使动物性优质蛋白占蛋白质总量的 30% ～ 50%。

对于大量蛋白尿（＞3g/d）患者，则应适度增加蛋白的摄入量

[1.0～1.5g/（kg·d）或以上]以免发生营养不良，加速肾损害。透析患者由于透析时丢失一部分氨基酸、多肽和少量血液，蛋白质摄入量也应比非透析患者多，一般以每日1.2～1.5g/（kg·d）为宜。

2. 碳水化合物

碳水化合物主要是糖类，来源于米、面等主食。过量摄入高热量的含糖食物可引起肾小球硬化、基底膜增厚和肾脏肥大甚至肾衰竭；但热量摄入不足时机体将会动用自身的蛋白质，使肌酐、尿素氮升高，加重病情。因此，补充适宜的热量对于维持正常生理需要非常重要。一般每日进食碳水化合物250～300g，占总热量的60%～70%，以65%效果最佳。若血糖超过11.1mmol/L，则碳水化合物比例应减少至55%，并严格限制单糖和双糖的摄入。同时，提倡糖尿病肾病患者食用粗纤维含量高的食物，以增加胃肠蠕动、促进消化吸收，有利于控制高血糖。

3. 脂肪

长期的高脂饮食会导致肾小球胶原纤维的增生，促进炎症的发生、发展及全身脏器的损伤。当糖尿病并发肾病时，脂代谢紊乱加速了肾动脉硬化的发生和发展，因此必须严格控制脂肪的摄入量，尤其是饱和脂肪酸、反式脂肪酸的摄入量。我国糖尿病营养治疗指南指出，饱和脂肪酸和反式脂肪酸占每日总能量比不超过10%，进一步降低饱和脂肪酸及反式脂肪酸（＜7%）更有利于控制胆固醇和LDL-C的水平；可以适当提高多不饱和脂肪酸摄入量，但占比不宜超过总能量摄入的10%；单不饱和脂肪酸是较好的膳食脂肪来源，在总脂肪摄入中的供能比宜达到10%～20%。同时要限制胆固醇摄入，每天不超过300mg。

4. 水

糖尿病肾病早期，患者肾功能尚且正常，尿量正常，不必限水。糖尿病肾病中后期，患者可出现水肿、少尿或无尿，如摄水量过多，可加重心、肾负担，导致病情加重，因此应严格限制每日的摄水量为前1日的排尿量加上500ml；患者合并发热、呕吐、腹泻等症状时应适当再补充液体，掌握量出为入的原则。糖尿病肾病行腹膜透析患者水的摄入量应根据每日腹膜透析放出量和尿量来决定，如超滤量和尿量之和在1500ml以上，患者无明显高血压、水肿等，可正常饮水；少尿或无尿者，每日摄入的水分 =500ml+ 前1日的尿量 + 前1日的腹膜透析超滤量。糖尿病肾病行血液透析者可根据尿量计算出每日的进水量，每周透析3次者每日可进水量是尿量加500ml，每周透析2次者每日可进水量是尿量加300ml。

5. 膳食纤维

膳食纤维是一种不产热的多糖，按其理化性质分为可溶性和非可溶性两类，饮食中增加膳食纤维成分可改善高血糖，减少胰岛素和口服降血糖药的用量。研究显示，提高纤维摄入量对糖尿病患者是有利的，应鼓励糖尿病肾病患者多食膳食纤维，豆类、富含纤维的谷物类、水果、蔬菜和全麦食物均为膳食纤维的良好来源。

6. 钠盐

若患有轻度或中度高血压，则每天食盐摄入量应不超过 2.4g（包括鸡精、酱油、味精、精盐等）；如高血压和肾病同时存在，则不应超过 2g；水肿时应限制钠盐＜ 3g/d。快餐食品、腌制品、熏干制品和碳酸饮料会增加钠盐的摄入，因此，糖尿病肾病患者应限制此类食品。

7. 钾盐

若每日尿量大于1000ml和血钾值正常，则不必限制钾的摄入；在终末期肾病时，由于肾脏对钾的排泄功能降低，容易出现高血钾，对机体造成危害，甚至危及生命，因此钾的摄入量每日应低于1500～2000mg。含钾量高的食物如油菜、菠菜、韭菜、番茄、海带、橙子、香蕉、桃等应适当限制。当出现低血钾时，应适当多食含钾量高的食物。

8. 钙、磷

肾脏损害时对磷的排泄减少，导致血磷升高，而且对维生素 D_3 的合成能力减退，影响钙的吸收，使血中钙的浓度降低，容易出现骨质疏松。因此应提高钙的含量，尽量降低磷的含量。

总之，对糖尿病肾病患者进行必要的饮食干预能够延缓病情的进展。但饮食计划需要医生、护士、营养师、患者及其家属的共同参与，针对糖尿病肾病的不同时期及患者自身情况制定出适宜的饮食方案，以期阻止糖尿病肾病的进一步恶化。

第四节　糖尿病肾病综合征

糖尿病肾病是糖尿病最常见的并发症之一，多发生于糖尿病病史10年以上的患者，糖尿病肾病进展至一定阶段可出现肾病综合征的表现，称为糖尿病肾病综合征。临床调查表明，糖尿病肾病所致的肾病综合征占继发性肾病综合征的10%，占全部肾病综合征的2%。糖尿病肾病综合征患者如果不能获得及时、有效的治疗，将迁延发展为慢性肾衰竭，最终进展为尿毒症，影响患者的生活质量，并威胁患者的生命。

糖尿病肾病综合征患者的临床基本特征为大量蛋白尿、低蛋白血症、水肿和高脂血症、贫血、高血压及其他代谢紊乱等。主要临床表现如下。

1. 大量蛋白尿

大量蛋白尿是糖尿病肾病综合征患者最主要的临床表现，也是糖尿病肾病综合征最基本的病理生理机制。大量蛋白尿是指成人尿蛋白排出量＞ 3.5g/d。在正常生理情况下，肾小球滤过膜具有分子屏障及电荷屏障，蛋白质不易通过。当肾病发生时，分子屏障及电荷屏障受损，致使原尿中蛋白含量增多，当远超过近曲小管回吸收量时，则形成蛋白尿。在此基础上，凡增加肾小球内压力及导致高灌注、高滤过的因素（如高血压、高蛋白饮食或大量输注血浆蛋白）均可加重尿蛋白的排出。

2. 低蛋白血症

低蛋白血症是指血浆白蛋白降至＜ 30g/L。糖尿病肾病综合征患者从尿中丢失大量白蛋白后，机体会促进肝脏代偿性合成白蛋白。当肝脏白蛋白合成增加不足以克服丢失时，则出现低蛋白血症。此外，患者因胃肠道黏膜水肿而食欲下降，从而出现蛋白质摄入不足、吸收不良等，也可以加重低白蛋白血症的发生。除血浆白蛋白减少外，患者血浆的某些免疫球蛋白和补体成分、抗凝及纤溶因子、金属结合蛋白等也可明显减少，容易出现感染、高凝、微量元素缺乏、内分泌紊乱和免疫功能低下等并发症。

3. 水肿

低白蛋白血症可以导致血浆胶体渗透压下降，使血管腔内的水分进入组织间隙，从而发生水肿。糖尿病肾病早期由于机体代偿作用，一般没有水肿表现，少数患者在血浆白蛋白降低前，可有轻度水肿。大量蛋白尿、血浆蛋白低下、水肿加重，多为疾病进展至中晚期的表现。

4. 高脂血症

糖尿病肾病综合征患者机体长期处于高血糖和胰岛素不足或胰岛素抵抗状态，导致体内出现脂代谢紊乱，脂质转运与清除障碍，加上肾功能异常，低蛋白血症刺激肝脏合成脂蛋白增加，从而表现为高脂血症。

5. 贫血

红细胞生成素产生不足、红细胞寿命缩短、炎症反应及药物副作用等均是导致糖尿病肾病综合征患者贫血的重要因素。

6. 高血压

糖尿病肾病综合征患者肾小球滤过率下降，导致体内水钠潴留，机体常出现高血压症状，且大多为中度。

7. 其他脏器并发症

糖尿病肾病综合征患者在疾病发展过程中还可能合并其他脏器并发症，如心力衰竭、心肌梗死、神经病变、视网膜病变等。

在糖尿病肾病综合征的治疗中，最重要的是早期预防和治疗。糖尿病肾病综合征的主要治疗措施如下。

1. 控制蛋白质的摄入

糖尿病肾病综合征患者大量摄入蛋白质后，不仅可增加尿蛋白的排出，同时可增加肾小球血管内压力和灌注量，使高灌注和高滤过状态进一步加重。从肾小球滤过的蛋白质仅小部分从尿液中排出成为尿蛋白，而大部分系由肾小管吸收、分解，在此过程中会消耗大量能量，并产生大量氧化代谢产物而加重肾脏损害。因此，糖尿病肾病综合征患者须适当限制蛋白质的摄入量。研究表明，血管紧张素转换酶抑制剂和血管紧张素受体阻滞剂不仅可以降低尿蛋白，还可以降低血压，从而延缓肾脏疾病进展，对肾脏有靶向保护作用。

2. 控制血糖

高血糖是糖尿病患者发生蛋白尿的独立危险因素。研究表明，无论是 1 型糖尿病还是 2 型糖尿病患者，其血糖控制的水平对糖尿病肾病和糖尿病眼底病变的发生及发展都有着极其重要的影响。良好地控制血糖可以显著降低糖尿病患者并发糖尿病肾病的概率。因此，严格控制血糖可延缓肾脏疾病进展，改善预后。胰岛素主要通过肾脏进行降解，糖尿病肾病综合征患者大多肾功能不全，使得胰岛素的降解非常缓慢，因此，可以适当降低胰岛素的用量，减少胰岛素在血液循环中的蓄积，避免患者出现低血糖症状。

3. 控制血压

高血压是加重糖尿病肾病的重要因素，所以糖尿病患者需保持低盐低脂饮食。伴有高血压的患者必须应用降压药进行治疗，以使血压维持在正常的水平。除了血管紧张素转换酶抑制剂和血管紧张素受体阻滞剂，患者还可以考虑选用钙通道阻滞剂，研究表明，钙通道阻滞剂可通过减低肾小球毛细血管压力、减少大分子物质在肾小球系膜区沉积、抑制系膜细胞及基质的增殖等减缓肾小球硬化的发展，发挥降压和降低尿蛋白的作用，从而具有肾脏保护作用。

4. 调节血脂

血脂异常为糖尿病肾病综合征患者疾病进程的独立危险因素。研究表明，糖尿病肾病综合征患者血脂异常一般表现为三酰甘油（TG）水平升高，低密度脂蛋白（LDL）水平升高，高密度脂蛋白（HDL）水平降低。常用的降血脂药物有他汀类、贝特类、胆汁酸螯合剂、烟酸等。当患者血脂以 LDL 水平增高为主时，首选他汀类药物；当 TG 和 LDL 同时增高，单纯他汀类药物不能完全纠正时，可考虑联合贝特类药物。其余类调脂药诸如树脂类、烟酸类由于效果及安全较差，均属二线联合用药。此外，降血脂药物与降血糖药物联合应用，如他汀类药物合用噻唑烷二酮类药物，也可以增强降血脂的功效。

5. 避免尿路感染

研究发现，反复发作的尿路感染会加重糖尿病肾病的病情进展，所以，糖尿病患者要尽量避免发生尿路感染，一旦发现需进行积极抗感染治疗。

6. 预防性抗凝治疗

研究发现，血清白蛋白明显降低或有大量蛋白尿时，会明显增加血栓栓塞风险，所以应考虑进行预防性抗凝治疗。临床上常用的抗凝血药物有肝素、低分子肝素等。

综上所述，糖尿病患者一旦发现肾病综合征表现，需积极早期干预，加强治疗。若没有明显临床症状，可进行肾穿刺以明确诊断，根据肾活检的结果再给予患者积极正确的治疗，从而改善患者的病情与预后。

第五节 糖尿病与膜性肾病

膜性肾病（membranous nephropathy，MN）是我国成人肾病综合征最常见的病理类型之一，主要表现为肾小球基底膜上皮细胞下免疫复合物及补体成分沉积，导致基底膜弥漫性增厚和足细胞足突消失。MN 根据病因的不同，分为特发性膜性肾病（idiopathic membranous nephropathy，IMN）和继发性膜性肾病（secondly membranous nephropathy，SMN）。IMN 指的是发病原因不明的膜性肾病，发病率约占 66.67%；SMN 的发生与多种因素有关，如免疫性疾病、机体感染、肿瘤、药物等。MN 患者预后差别较大，其中 20% ~ 35% 患者可自行缓解，60% ~ 70% 的早期 MN 患者经糖皮质激素和细胞毒药物治疗后可达临床缓解。但随着疾病逐渐进展，病理变化加重，疗效则较差。

糖尿病患者大多数为中老年人，病程较长，机体长期处于高糖环境，多脏器功能受损，常伴有免疫功能紊乱，可出现机体免疫识别系统故障，直接对自身肾组织细胞中的一些成分产生攻击，其特点是在肾组织滤膜内形成原位免疫复合物，引起肾组织炎性反应，造成肾组织结构损害。因此，糖尿病可作为诱发 MN 的危险因素之一。

糖尿病患者具有以下临床特征时应怀疑糖尿病合并 MN 的可能：①肾病综合征，或短期内蛋白尿明显增多；②老年糖尿病患者；③糖尿病病程小于 5 年；④无糖尿病视网膜病变。由于 MN 是一个病理诊断，临床上怀疑 MN 时需进行肾穿刺病理活检才能明确诊断。但肾活检是有创性检查，患者及其家属对此存在较多顾虑，此外，糖尿病患者出现蛋白尿，临床特征符合糖尿病肾病，可导致糖尿病合并 MN 患者在临床上常常被漏诊。有研究发现 70% 的 IMN 患者血中存在 M 型磷脂酶 A2 受体（M type phospholipase A2 receptor，PLA2R），因此可选择检测血清 PLA2R 抗体作为辅助诊断指标。

糖尿病合并 MN 患者治疗的首要目的是减轻蛋白尿，稳定肾功能。但由于糖尿病患者血糖高，且合并感染、心脑血管并发症风险明显高于非糖尿病人群，治疗较为困难。通常可采用注意休息、利尿消肿、控制血糖、控制血压、控制高脂血症、合理使用血管紧张素转换酶抑制剂／血管紧张素Ⅱ受体阻滞剂（ACEI/ARB）等基础治疗手段。对于糖尿病合并 PMN 的患者，由于激素和免疫抑制剂，特别是糖皮质激素的应用会造成糖尿病患者血糖控制的恶化，同时 MN 还可能与糖尿病性肾脏损害共存，通过激素和免疫抑制剂治疗获得缓解的可能性较低，因此，临床上对于是否使用激素和免疫抑制剂治疗应更为慎重，充分权衡利弊，既要考虑近期疗效又要考虑远期转归，同时对可能出现的严重不良反应要做出精准判断，尽量避免为片面追求病情缓解而过度使用免疫抑制剂。

综上所述，MN 虽与糖尿病肾病有一些类似的临床表现，但可根据患者是否有糖尿病视网膜病变、糖尿病病程长短、肾病综合征等重要指标进行鉴别。早期鉴别糖尿病患者肾脏损害的病理类型可影响患者的治疗方案及预后。

第六节　糖尿病终末期肾病

糖尿病肾病（DN）是导致终末期肾病（end stage renal disease, ESRD）的重要病因之一。DN 起病隐匿，研究表明，如果 DN 患者在早期不能得到及时有效的治疗，一旦进入大量蛋白尿期后，进展至 ESRD 的速度大约为其他肾脏病变的 14 倍。而且糖尿病 ESRD 患者的早期症状并不十分明显，这可能会导致患者不能及时发现病情，随着患者病情不断发展，可能引发贫血、电解质紊乱和酸碱平衡失调等严重代谢紊乱，发展到一定程度则会引起尿毒症性脑功能障碍，最终进入 ESRD 期。

糖尿病终末期肾病的特点

糖尿病 ESRD 主要特点如下。①并发症多：除了一般尿毒症的多种并发症之外，尚有糖尿病的并发症，尤其是心、脑血管的病变，视网膜的病变，周围神经的病变，以及感染和营养不良等。②生存期较短，病死率较高，生活质量差，病残率高。③建立血管通路困难，糖尿病患者由于进行性周围血管病变（如静脉血栓形成、肢体动脉粥样硬化等），建立血管通路相对无糖尿病的患者较为困难，且动静脉内瘘不容易成熟。有研究表明 DN 患者的动静脉内瘘成熟时间显著延长，最长的甚至要 6 个月才能完全成熟。因此，在 DN 的第Ⅳ期或第Ⅴ期就应该开始建立血管通路。此外，糖尿病患者的动静脉内瘘还容易发生闭塞，内瘘重建也很难再找到合适的血管，血管通路相关并发症的发病率较高，与之有关的感染风险也随之增加，更易发生动脉窃血的并发症。

糖尿病终末期肾病的治疗

糖尿病 ESRD 患者目前的治疗方法除了常规地控制血糖、控制血压、纠正脂代谢紊乱外，主要的治疗措施有肾移植、腹膜透析和血液透析。由于肾源、经济、患者年龄及身体状况等原因，目前选择肾移植治疗的比例较低，透析疗法仍是治疗糖尿病 ESRD 的主要方法。

糖尿病 ESRD 患者的生存率受透析前合并的高血压、冠心病、心脏肥大及年龄的影响，所以糖尿病 ESRD 患者透析治疗的时机选择对患者预后非常重要。关于糖尿病 ESRD 的透析时机，目前还没有严格的统一标准，但大多数研究认为糖尿病 ESRD 患者开始透析的时机要早于非 DN 患者，以预防糖尿病或尿毒症的并发症，故一般提倡早期透析。

1. 早期透析的主要原因

（1）糖尿病 ESRD 患者均存在着不同程度的高血压、心血管病变和视网膜病变，胰岛素分泌异常且常常伴有高血糖酮症酸中毒及水、电解质平衡失调，贫血及全身中毒症状等并发症较非 DN 患者出现早、进展迅速及病情重，血液透析时机晚、出现各种并发症均可导致严重的后果。

（2）糖尿病 ESRD 时机体代谢异常，体内多种酶功能缺陷，影响了氮质代谢与肌酐的生成，因此所测的血肌酐（SCr）数值往往会低于实际所代表的肾功能,血肌酐水平不能真实反映疾病的严重程度,故不能以常规的透析标准来衡量糖尿病 ESRD 的透析时机。

（3）DN 的发展比其他原因所致的 ESRD 要快,一旦疾病进入尿毒症期,其病程发展异常迅速,且不可逆转,因此糖尿病肾衰竭患者应较非糖尿病肾衰竭患者更早地接受透析治疗。

2. 糖尿病 ESRD 患者透析治疗时机的选择

当 DN 患者的肾功能进入衰竭期,出现下列一个或多个症状时应考虑透析治疗:严重尿毒症症状或体征、难以控制的水肿或血压、营养状态进行性恶化、严重的电解质紊乱及酸碱平衡失调等。

3. 糖尿病 ESRD 患者透析方式的选择

糖尿病 ESRD 特别是老年患者通常有较严重的周围血管病变,建立动静脉瘘用于血液透析受到限制。此外,这些患者多伴有自主神经病变,在血液透析过程中常发生低血压。因此,相对于血液透析,腹膜透析治疗糖尿病 ESRD 患者有以下优势:居家治疗、具有自主的生活方式;血流动力学较稳定、较少发生低血压;较好地保护残肾功能;无须血管造瘘;较少发生血源性疾病。然而腹膜高通透性、液体超负荷、透析液葡萄糖负荷引起的代谢紊乱、腹膜透析相关腹膜炎、营养不良是影响糖尿病 ESRD 患者选择腹膜透析的不利因素。

但目前也有研究结果表明:对于年龄 < 65 岁、无合并症的糖尿病 ESRD 患者,腹膜透析与血液透析患者生存率无显著差异。糖尿病 ESRD 患者既可选择腹膜透析,也可选择血液透析,主要在于最大限度利用每种透析模式提供的优势。临床上,透析方式的选择应根据糖尿病 ESRD 患者合并症、独立性及社会支持、医疗资源可及性和患者

获得充分信息后的个人愿望而确定。基于上述提到的合并症及不同透析模式的利弊，多数研究结果建议糖尿病 ESRD 患者可以选择腹膜透析，一旦出现腹膜透析相关并发症，则转为血液透析治疗。

糖尿病 ESRD 患者及时开始透析、增加透析的次数、控制糖尿病相关的并发症如心血管疾病、营养不良、血脂紊乱、感染等都可以提高患者的长期生存率；随着医学的不断发展，透析技术不断完善，新的治疗方法如高通量血液透析等技术的应用，都有助于提高患者的长期生存率。

第七节　糖尿病肾病与 SGLT-2i

糖尿病肾病（DN）是引起终末期肾病的重要原因。糖尿病患者体内长期代谢紊乱导致的肾小球病变是 DN 的主要病理改变。在糖尿病发展过程中，由各种因素相互作用造成血流动力学和糖代谢异常，引起肾小球纤维化、肾小管萎缩及缺血性坏死等肾脏病变，最终引起肾衰竭。因此，抑制 DN 发生发展的任意环节，对预防、延缓甚至逆转 DN 的进程都有着重要作用。

目前 DN 的治疗措施主要有控制血糖、血脂、血压等基础治疗措施，尚无特异有效的治疗方法。因此，在治疗糖尿病的同时，最好可以保护肾功能，减少对肾脏的损伤。

钠 - 葡萄糖协同转运蛋白 -2（SGLT-2）主要分布在肾脏近曲小管，是一种具有低亲和力、高转运能力的转运体，其主要生理功能是在肾脏近曲小管重吸收肾小球滤过液中 80% ～ 90% 的葡萄糖，而

SGLT-2 抑制剂（SGLT-2i）是一种新型的口服降血糖药，其主要通过抑制肾脏近曲小管对葡萄糖重吸收、促进尿糖排泄而降低血糖水平。

SGLT-2i 发挥降糖作用不依赖胰岛素的分泌，所以不受胰岛 B 细胞功能的影响，这意味着即使胰岛 B 细胞功能进行性恶化，该类药物仍然可以发挥良好的降糖作用。多项研究表明，使用 SGLT-2i 可导致 2 型糖尿病患者的 HbA1c 和空腹血糖水平明显下降。与此同时，SGLT-2i 只降低肾糖阈而不完全阻断葡萄糖重吸收，因此发生低血糖的可能性较小。

由于 SGLT-2i 主要通过肾脏发挥调节血糖稳态的作用，其对肾脏的影响及安全性备受关注。相关研究发现，SGLT-2i 不仅能有效控制 2 型糖尿病患者的血糖水平，而且对于轻、中度肾功能不全患者还有潜在的肾脏保护作用。其保护作用体现在以下几方面。

1. 降低 GFR 与尿蛋白

肾小球高滤过在 DN 的发生发展中起着重要的作用，而管球反馈是肾小球滤过率（GFR）自身调节的重要机制。研究发现，SGLT-2i 可缓解 2 型糖尿病患者的肾小球高滤过和肾小管肥大，并减少葡萄糖的肾小管毒性反应。临床研究证实，SGLT-2i 可降低 DN 患者的尿蛋白水平，并延缓其发展成大量蛋白尿。

2. 促进 EPO 分泌，改善肾损伤

临床研究证实，SGLT-2i 治疗后，患者的血细胞比容可较正常值明显升高，SGLT-2i 可以增加肾素和血管紧张素 Ⅱ 分泌，促进 EPO 分泌，还能改善足细胞介导的肾病综合征，减轻蛋白尿，降低炎症反应，缓解肾小管损伤和间质纤维化等。

3. 降低血尿酸水平

研究发现，SGLT-2i 可以促进尿酸排泄，降低血尿酸水平，从而改善内皮细胞功能，抑制肾入球小动脉及肾小管间质纤维化，保护糖尿病患者的肾功能。

虽然目前相关指南推荐 ACEI/ARB 类药物作为 DN 患者的主要治疗药物之一，相关研究也表明，ACEI/ARB 类药物和 SGLT-2i 都能降低 DN 患者血压及尿蛋白水平，但单药治疗常常难以取得满意疗效。而近期的多项研究表明，ACEI/ARB 类药物联合 SGLT-2i 治疗能更好地控制血糖、血压，缓解肾小球高灌注，降低尿蛋白水平，最终延缓 DN 的进展。

虽然 SGLT-2i 对 DN 有良好的治疗作用，但在使用过程中也会导致一些不良反应，目前观察到的 SGLT-2i 不良反应主要有以下几种：①泌尿生殖系感染发生率轻度增加，提示患者使用期间应定期检查尿常规，预防感染。②该类药物有渗透性利尿的作用，可能导致血容量不足的相关症状，因此在老年、已经应用利尿剂和血容量不足的患者中应谨慎使用。③部分患者会出现可逆性轻度血肌酐升高、尿钙排泄量增加、低密度脂蛋白胆固醇水平轻度升高。此外，还有一些患者会出现血糖水平相对正常的酮症酸中毒，因此当患者感觉呼吸困难、呕吐、腹痛、恶心时，应注意是否存在酮症酸中毒，如确诊酸中毒，应立即停用 SGLT-2i，并纠正酸中毒。

SGLT-2i 作为一种新型糖尿病治疗药物，目前研究表明其降糖疗效好、起效快，能有效改善血糖水平；可以减重、降压、增加尿酸排泄；低血糖风险低；药物相互作用少；服用方便；常见不良反应发生率低、轻微、可控。但随着对药物更广泛而深入的研究，还需要关注其疗效随时间的变化及长期使用的安全性，希望未来SGLT-2i能得到更好的临床应用，造福更多的糖尿病患者。

第八节 糖尿病肾病与维生素D

糖尿病肾病（DN）是终末期肾病的重要病因之一，且近年来呈持续增长趋势。多项研究证实，维生素D可通过调节多种途径对DN患者发挥肾脏保护作用，主要有改善胰岛素抵抗、调节肾素-血管紧张素-醛固酮系统（RAAS）、改善氧化应激、抑制炎症、调节免疫反应、减少蛋白尿生成、防止足细胞损伤等。

1. 维生素D与胰岛素抵抗

目前研究认为胰岛素抵抗是2型糖尿病患者发病的主要原因之一。外周胰岛素的敏感性主要由胰岛素诱导肌肉和脂肪组织对葡萄糖的利用率决定。有研究表明，维生素D可以从多个方面对胰腺细胞发挥作用，如调节胰岛B细胞功能、胰岛素的产生及通过调节胰岛素受体提高胰岛素的敏感性等。此外，研究发现维生素D对细胞膜钙离子内流、调节细胞质内自由钙浓度也发挥着重要作用，因此其可能通过激活钙通道来调节葡萄糖转运及脂质代谢，进而促进胰岛细胞功能，改善机体胰岛素抵抗，延缓疾病进展。

2. 维生素D与RAAS及氧化应激

RAAS激活和高血糖引起的氧化应激是DN发生发展的重要因素。目前RAAS阻滞剂（ACEI与ARB类药物）已作为治疗DN的重要药物之一。而影响 RAAS 阻滞剂治疗效果的一个主要因素是肾素反馈性抑制导致的肾素代偿性增加。有研究发现，维生素 D 及其类似物可通过调节肾素的表达，发挥肾脏保护作用。此外，临床调查也发现，维生素 D 联合 ARB 类药物后对 DN 的治疗具有协同作用，不仅可以抑制肾素分泌，而且能够减少氧化应激，增加肾脏的抗氧化能力。

3. 维生素 D 与炎症及免疫反应

炎症与免疫反应在 DN 发生发展中发挥着重要作用，而维生素 D 可通过激活维生素 D 受体（VDR）拮抗炎症与免疫反应，从而保护肾脏。当正常机体组织及器官受到病原体攻击时，炎症及免疫反应将在机体中做出应答反应。在此反应过程中，淋巴细胞及巨噬细胞等免疫细胞激活后均可以表达 VDR，表明维生素 D 可通过激活 VDR 来调节这些细胞的功能。此外，维生素 D 还通过参与 T 细胞增殖及细胞因子的产生，在炎症及免疫应答过程中发挥调节作用。

细胞水平的研究发现 VDR 能够通过调节 NF-κB 抑制蛋白（IκB）的磷酸化及泛素化，以及抑制 IκB 激酶的活性等多个途径下调 NF-κB 的活性，抑制 NF-κB 的转录表达。而 NF-κB 是 DN 炎症反应的关键转录因子之一，可调控众多炎症相关因子的表达，参与肾脏纤维化形成。动物水平的研究也发现 VDR 激动剂能有效减少糖尿病大鼠足细胞及肾小管上皮细胞中 MCP-1 和 IL-6 等炎症因子表达及肾小球巨噬细胞的浸润。因此，细胞及动物实验研究均证实，维生素 D 可通过抗炎与免疫调节作用延缓肾脏疾病进展。

4. 维生素 D 与蛋白尿

微量白蛋白尿是评估早期 DN 的重要生化指标，而减轻蛋白尿是延缓慢性肾脏病进展的重要措施。研究表明，低浓度的维生素 D 将增加糖尿病发生微量白蛋白尿的风险，并且在 DN 患者中维生素 D 类似物治疗组比安慰剂对照组白蛋白尿排泄率明显减少，表明维生素 D 能够有效减轻白蛋白尿。此外，有研究显示给予维生素 D 干预治疗后，DN 患者的尿白蛋白及血清肌酐水平均有所下降。以上结论表明维生素 D 能够预防及减轻 DN 患者的白蛋白尿，保护肾功能，延缓慢性肾脏病进展。

5. 维生素 D 与足细胞

足细胞是位于肾小球基底膜上高度分化的上皮细胞，能阻止白蛋白和其他大分子物质从肾小球丢失。足细胞作为肾小球滤过膜的最后屏障，在肾小球滤过中起着关键作用，其功能改变和破坏可能是尿蛋白滤过的关键因素。而足细胞损伤也被认为是蛋白尿形成及肾小球硬化的启动机制之一。来自各种肾病动物模型的研究表明，维生素 D 可以阻止足细胞损伤，维持肾小球滤过屏障的完整性，减轻蛋白尿。低剂量的维生素 D 可预防白蛋白尿，显著减少足细胞损伤和凋亡，并延缓肾小球纤维化。这些均证明足细胞中的维生素 D/VDR 信号转导在保护肾脏方面起着关键作用。

维生素 D 缺乏导致 DN 的具体发病机制目前还在进一步探索。但慢性肾脏病患者因 1α- 羟化酶的生成障碍，普遍存在维生素 D 不足及缺乏。研究发现，维生素 D 不足及缺乏与 DN 发生存在独立相关性。进一步的研究也证实给予 DN 患者维生素 D 治疗，可减轻蛋白尿及降低尿微量白蛋白与尿肌酐比值，表明维生素 D 与 DN 的发生及进展存在密切联系。

目前维生素 D 在临床中有着良好的应用，因此建议缺乏维生素 D 的 DN 患者合理补充维生素 D，尤其是在同时合并骨代谢疾病的情况下。然而补充维生素 D 的持续时间、药物剂量、目标水平仍需进一步探索研究。

第九节　糖尿病肾病的透析疗法

随着糖尿病肾病患者的病情不断发展，当进入终末期肾病后，除了常规控制血糖、控制血压、纠正脂代谢紊乱外，主要的治疗措施还有肾移植、腹膜透析和血液透析。由于肾源、经济能力、患者年龄及身体状况等，目前透析疗法仍是治疗糖尿病终末期肾病的主要方法。

透析疗法主要包括血液透析和腹膜透析，以血液透析最为常见。虽然二者在透析治疗过程中均会出现各种不同程度的并发症，但通过一定的干预措施及时进行应对和预防，会使患者的病情及预后得到很大的改善。

血液透析是一种常用的急慢性肾衰竭患者肾脏替代治疗手段。其利用半透膜原理，通过将患者体内血液引流到体外，经过血液透析器，血液与机体浓度相似的电解质溶液（透析液）通过弥散 / 对流进行物质交换，最终将患者血液中多余的代谢废物清除掉，维持电解质和酸碱平衡，同时清除体内过多的水分，并将经过净化的血液回输到体内。血液透析治疗的主要优点：①血液透析更高效，可在短时间内清除体内多余的水分和毒素，每次血液透析后体内积存的废物较少；

②对分子量较小的物质（如尿素等）清除率较高，比间歇性腹膜透析约高 4 ~ 5 倍，故能在较短时间内使患者的血生化指标恢复正常；③操作上较为节省人力和时间，可每周固定时间内到医院 2 ~ 3 次，每次约 4 小时，若病情发生变化，可及时得到有效的处理，整个透析过程由专业的医疗人员负责操作，无须自己动手。

但血液透析治疗也存在一些缺点：①需要透析机等较昂贵的高级透析设备，同时对操作技术的要求相对较高，需要有业务熟练的医护人员团队，难以广泛使用；②血液透析对机体代谢废物的清除率高，较容易引起透析失衡综合征，并导致疲倦、嗜睡、无力及肌肉抽搐等现象；③需要建立血管通路，存在血管通路相关风险，且在治疗过程中患者常见低血糖、低血压等并发症。

腹膜透析具有对血流动力学干扰小的优势，能保护患者肾功能，清除大中分子毒素能力较强，但由于血液透析采用的透析液多为无糖透析液，对机体糖代谢影响较小，而腹膜透析使用含糖透析液，长期使用将加重患者体内糖代谢紊乱，且患者长期腹膜透析治疗后，出现的并发症多，死亡率较高。因此，多数研究结果建议糖尿病终末期肾病患者可以首先考虑选择腹膜透析，一旦出现腹膜透析相关并发症，则转为血液透析治疗。

在糖尿病肾病患者透析治疗的过程中，需要注意的主要有以下五点。

1. 液体管理

糖尿病透析患者液体超负荷发生率较高，其影响因素包括残肾功能降低、低蛋白血症、高血糖、高盐摄入及胰岛素抵抗等。维持液体平衡是管理糖尿病透析患者的关键目标之一，糖尿病透析患者的液体管理措施主要有限水限盐、保护残余肾功能、适当使用袢利尿剂增加尿量排泄等。

2. 血糖控制

糖尿病透析患者的血糖控制尤为重要。糖尿病肾病患者肾功能损伤，导致胰岛素代谢紊乱，通过血液透析治疗后，患者体内的胰岛素受体活性会得到一定程度的增强，进而导致周围组织对胰岛素的反应性增强，同时患者的食欲下降、进食不规律，经常出现恶心呕吐等，可以使体内摄取的葡萄糖减少，而且每次血液透析治疗后均会丢失葡萄糖。因此，透析治疗患者常并发低血糖，表现出心慌、胸闷、眩晕、意识障碍等症状。

糖化血红蛋白是评估糖尿病透析患者血糖控制状况的常用参数。有研究表明：糖化血红蛋白 ≥ 8% 是腹膜透析患者全因死亡的独立危险因素。美国国家肾脏基金会（KDOQI）及美国糖尿病学会推荐糖化血红蛋白目标值为 7.0%；对于老年人、有多种并发症者及有低血糖风险的患者，糖化血红蛋白目标值为 8.5%。控制血糖的策略包括适当限制碳水化合物饮食、合理应用高渗葡萄糖腹膜透析液、使用胰岛素等。此外，与皮下注射方式相比，腹腔给药方式可使胰岛素迅速、持续地被吸收，从而减少血糖波动，有利于血糖控制，但通常需要较高剂量，且腹膜炎及脂质代谢异常的风险增加。因此，对于糖尿病腹膜透析患者的血糖控制，皮下注射胰岛素更安全。在透析治疗过程中，医护人员还需要提高警惕、加强监测，针对影响血糖的因素采取个体化防治措施。

3. 心血管并发症的防治

糖尿病肾病患者心血管疾病患病率高。研究显示，心血管病是透析患者死亡的独立危险因素。积极防治心血管疾病，对于改善糖尿病透析患者预后具有重要意义。糖尿病透析患者心血管疾病的危险因素包括传统危险因素如糖尿病本身、高龄、脂代谢紊乱、高血压、吸烟等，慢性肾脏病相关的危险因素包括白蛋白尿、骨代谢紊乱、贫血、氧化应激、蛋白质能量消耗、炎症等，还有透析有关的危险因素包括残余肾功能丧失、容量超负荷、高葡萄糖负荷、糖基化终末产物蓄积等。积极控制各种危险因素、保护残肾和腹膜功能是防治糖尿病透析患者心血管疾病的关键环节。

4. 纠正贫血

贫血是透析患者最常见的临床症状。其原因包括红细胞生成素相对缺乏、造血原料缺乏、尿毒症毒素、炎症因子、甲状旁腺功能亢进，以及各种原因造成的红细胞寿命缩短、溶血和失血等。除此之外，糖尿病肾病患者贫血发生率也比非糖尿病肾病患者高。肾性贫血的患病情况及治疗情况已经成为影响患者生活质量和预后的一个重要因素。贫血也是血液透析患者发生心血管事件的一个独立预测因子，是心血管疾病发病率、住院率和死亡率增加的重要危险因素，贫血的纠正对肾功能的稳定和心功能的改善都十分有益。

5. 其他并发症防治

预防腹膜透析相关腹膜炎、非腹膜透析相关感染，定期检测周围血管疾病，防治糖尿病其他并发症如糖尿病足、视网膜病变等都有助于改善患者的病情及预后。

第十节　糖尿病肾病与贫血

随着生活方式的改变和糖尿病发病率的日益增长，糖尿病肾病（DN）患者也越来越多，贫血是 DN 患者最常见且容易被忽视的并发症之一，它不仅可以反映肾脏病变的程度，而且与 DN 患者其他血管并发症密切相关。研究发现 DN 患者贫血的发生率随 DN 的进展而逐渐增高，且相对于非糖尿病肾病患者的贫血出现时间早、发生率高。目前认为红细胞生成素（erythropoietin，EPO）生成不足、红细胞寿命缩短、炎症反应、铁代谢紊乱及药物副作用等均是导致 DN 患者贫血的重要因素。

导致糖尿病肾病患者贫血的因素

1. EPO 生成不足

EPO 是主要由肾皮质近端肾小管周围成纤维细胞分泌的一种糖蛋白，可以促使红系祖细胞变为原红细胞，进一步成熟为成红血细胞、网织红细胞。此外，EPO 对血红蛋白的合成及红细胞进入末梢血管等有促进作用。EPO 的产生主要由组织的氧合状态调节，低氧可刺激 EPO 的产生，从而调节红细胞的生成。机体缺氧情况下，EPO 水平可逐渐升高，调节红细胞生成，让机体逐渐适应贫血的低氧状态。但研究发现，DN 患者体内 EPO 水平均低于相同肾功能水平的非糖尿病患者，且伴有周围组织对 EPO 的反应性下降。在 DN 病程中，早期肾血管周围小动脉收缩、血管活性物质释放导致肾小管周围毛细血管血流减少，诱发小管间质慢性缺氧，影响 EPO 生成；后期由于肾小球和肾小管基底膜增厚，近端小管上皮细胞及小管周围成纤维细胞在高糖、毛细血管内压升高或蛋白重吸收负荷增强的状态下受到损伤，最终导致 EPO 生成减少。

2. 红细胞寿命缩短

DN 患者由于长期低蛋白饮食及大量蛋白尿，白蛋白摄入不足及丢失过多，容易出现低蛋白血症。低蛋白血症一方面可以引起胃肠壁黏膜水肿、消化及吸收功能减退，影响红细胞的代谢；另一方面还可以加重血液黏滞度，导致微循环障碍，使机体发生氧化应激反应，导致红细胞寿命缩短。此外，患者由于肾功能异常，可发生铝离子异常蓄积，影响红细胞的形态，使红细胞破坏增加，导致或加重贫血。

3. 炎症反应

炎症反应在 DN 患者的贫血形成过程中发挥着重要作用。炎症因子不仅可以通过多种途径抑制 EPO 分泌、降低 EPO 生物学活性、引起 EPO 抵抗，还可以干扰红系祖细胞的增殖和分化，破坏红系祖细胞的产生。研究发现，在 DN 患者中，血浆炎症细胞因子升高，氧化应激及铁代谢异常等均与炎症状态和贫血相关。同时，贫血也可通过氧化应激作用促进炎症反应，进一步损伤红细胞，加重贫血。

4. 铁代谢紊乱

铁是组成红细胞中血红蛋白的重要成分，也是人体中不可缺少的金属元素之一，参与了机体很多酶的合成。DN 患者由于长期处于慢性炎症状态，网状内皮细胞摄取和滞留铁增加，导致铁从循环状态转化为储存状态，铁的利用度降低，红细胞生成受到抑制，从而导致红细胞生成减少。此外，铁代谢紊乱还可以通过氧化应激影响血红蛋白的生成，转铁蛋白糖基化后结合铁离子的能力下降，导致血清非转铁蛋白结合铁离子浓度增加，通过氧化反应产生大量羟自由基、超氧阴离子等，导致脂质过氧化增加，从而降低红细胞膜流动性，最终使红细胞破坏增加而间接导致贫血。

5. 药物副作用

磺脲类药物可造成血小板减少、白细胞及粒细胞缺乏等，影响机体的造血功能，一般停药后这种情况可缓解。双胍类药物可减少肠道内维生素 B_{12} 的吸收。长期服用可能会引发巨幼细胞贫血，但补充维生素 B_{12} 后贫血可以得到缓解。噻唑烷二酮类药物可导致血容量增加，引起血液稀释性贫血、血红蛋白水平下降。DN 患者应在贫血纠正后，再考虑选择使用此类药物。虽然口服降血糖药物引起贫血的概率较低，但服用的患者人数众多，因此建议患者提高警惕，并定期检查血常规，以便能够及时发现和治疗。

糖尿病肾病患者并发贫血的治疗

对于 DN 并发贫血的患者，主要是对因治疗，纠正患者的贫血状态，并延缓和控制患者的并发症症状。调节患者的血糖水平并避免低血糖的发生。DN 患者贫血的主要病因是内源性 EPO 的生成减少，在临床上主要通过使用促红细胞生成剂来纠正贫血，合理利用和调节其剂量，维持 DN 患者的血红蛋白水平，以延缓 DN 的进展。此外，患者还需要注意以下几点。

1. 控制血糖

推荐选择胰岛素作为 DN 并发贫血患者的一线降血糖药物，或选择对肾功能影响较低的口服降血糖药物。DPP- IV 抑制剂，如利格列汀主要通过肝肠循环排泄，对于肾功能不全的 2 型糖尿病患者影响较小。此外，GLP-1 类似物，如利拉鲁肽通过葡萄糖浓度依赖性的方式促进胰岛素释放、抑制胰高血糖素的释放，可以在早期改善患者的肾功能。同时，结合药物的药理作用、半衰期等，可使患者用药更加合理、安全、有效。

2. 调节血脂

高血脂可以影响血糖、血压、血管内皮细胞功能等，给患者的治疗带来影响。因此，对于 DN 合并贫血的患者更应注重血脂的控制。除良好的饮食及运动外，还应积极联合药物干预治疗，结合患者血脂特点，选择不同的降血脂药物。

3. 控制血压

高血压是导致 DN 发生和发展的重要因素。血管紧张素转换酶抑制剂是 DN 患者降压的首选药物。这类药物不但可以改善肾内血流动力学，还可以改善滤过膜通透性，减少尿蛋白。即便患者的血压控制正常，此类药物依然对肾脏具有保护功能。

4. 饮食治疗

饮食治疗是患者治疗的重要组成部分，DN 患者的蛋白摄入应以优质蛋白为优先选择，要求患者严格控制饮食，控制总热量，保持体重的恒定。

5. 健康教育

DN 并发贫血的患者多有明显的胸闷、头晕、乏力等症状，并由于缺乏对贫血的了解，可能产生心理压力。因此，对患者进行心理健康教育，使患者了解相关的常识，可以增强患者治疗信心，提高治疗的效果。

目前，临床上对早期 DN 贫血还缺乏足够重视。因此，早期认识 DN 患者贫血的特点，积极纠正贫血，对于改善患者症状、减少并发症发生、提高患者的生活质量具有重要意义。

第十一节　糖尿病肾病与骨病

糖尿病肾病是糖尿病的主要微血管并发症，也是导致终末期肾病的重要原因。而肾脏与人体骨代谢关系密切，在糖尿病肾病发展过程中，早期肾小球滤过膜通透性增加，维生素 D 调节变化，体内钙、磷代谢失衡等因素可不断作用于骨代谢，后期随着肾小球滤过功能的明显下降，肾小管分泌与重吸收功能丧失，钙、磷代谢紊乱及其引起的继发性甲状旁腺功能亢进等均可进一步加重骨损害，引起不同类型的骨病。

1. 糖尿病肾病与骨代谢

随着糖尿病的病程延长，持续的高血糖、胰岛功能下降、胰岛素抵抗、糖基化终末产物及肥胖等都是糖尿病患者发生骨病的重要危险因素。而糖尿病肾病主要通过调节维生素 D 与甲状旁腺激素的代谢来参与骨代谢。

（1）维生素 D 缺乏：是 2 型糖尿病及糖尿病肾病患者发病的重要危险因素。维生素 D 缺乏可加重胰岛素抵抗及促进尿微量白蛋白分泌。有研究表明，糖尿病肾病患者在肾病早期，由于受到胰岛素分泌不足和高血糖的刺激作用，肾脏 1α- 羟化酶的活性就已经开始降低，活性维生素 D 和骨钙素的生成减少，小肠黏膜对钙的吸收减少，导致骨钙沉积和骨的形成受到影响。此外，由于大多数糖尿病肾病患者存在不同程度的代谢性酸中毒，导致血 pH 值下降，骨矿物质可溶性增高，骨钙释放增加，造成骨质破坏。

（2）甲状旁腺激素（PTH）水平增高：PTH 主要通过促进肠道钙吸收和肾脏对钙离子的重吸收、刺激成骨细胞和破骨细胞介导的骨钙释放，来调节机体内钙离子浓度。糖尿病肾病患者由于体内钙、磷代谢紊乱，甲状旁腺长期受到低血钙、高血磷的刺激，可以分泌过量的 PTH，导致成骨细胞和破骨细胞的活性病态增强，从而使血钙水平升高和血磷水平降低。此外，甲状旁腺维生素 D 受体减少、钙调定点上调、靶器官对 PTH 的抵抗等都可以促进甲状旁腺功能亢进症的发生、发展，导致 PTH 分泌增加，从而引起人体骨质溶解破坏增多，促进骨病的发生。

有研究证实，糖尿病肾病患者的骨密度与同年龄、同性别的健康人群相比往往较低，是各种骨病的易发人群。同时由于糖尿病肾病晚期可出现骨结构、骨转化异常甚至并发肾性骨营养不良症，即使积极干预治疗，也不能逆转病情，严重影响患者生活质量。因此，对糖尿病肾病导致骨病的早诊断、早治疗非常重要。

2. 糖尿病肾病的骨代谢标志物

骨代谢标志物是骨骼重建过程中释放于血液、尿液中，反映骨细胞活动和骨基质代谢的一些活性物质。它分为骨形成标志物和骨吸收标志物，前者代表成骨细胞活动及骨形成状态，包括骨碱性磷酸酶、碱性磷酸酶、骨钙素、Ⅰ型原胶原N端前肽、骨保护素等；后者代表破骨细胞活动及骨吸收状态，包括Ⅰ型胶原N端肽、Ⅰ型胶原C端肽、抗酒石酸酸性磷酸酶等。骨代谢标志物联合骨密度测量，可预测骨折发生的风险性，及时发现骨折高危人群，并帮助判断骨转换类型、早期评估骨折风险和早期诊断及治疗骨质疏松症。

3. 糖尿病肾病的骨病类型

糖尿病肾性骨病分为高转运性骨病（纤维性骨炎）、低转运性骨病（骨软化、无力性骨病）和混合性骨病。

（1）高转运性骨病：主要是由继发性甲状旁腺功能亢进引起的，病理变化为纤维性骨炎（骨硬化）与骨吸收增加、骨面积增加。其骨吸收、破坏与生成处于高动力平衡状态。若骨吸收大于生成，骨面积减少，可导致严重骨钙化不全、骨盐缺乏，造成骨质疏松。

（2）低转运性骨病：是尿毒症终末期患者常见的一种骨病类型，骨病理可分为骨软化和无动力性骨病。在骨软化中，骨矿化迟于胶原的合成导致未经矿化的骨样组织大量增加；而在无动力性骨病中，骨矿化及胶原合成水平同时降低，使成骨细胞和破骨细胞数目均下降。易患因素包括糖尿病、老年、营养不良等，多由活性维生素D缺乏、血钙降低的过度治疗及血液透析时铝的沉积引起。例如，临床上过多地应用钙剂及活性维生素D可能导致血清游离钙水平升高，抑制甲状旁腺功能，导致PTH合成释放减少，引起低转运性骨病。

目前关于糖尿病肾性骨病的治疗还存在许多问题：①由于不能广

泛开展骨活检，不能得到明确诊断；②盲目补充钙剂，滥用活性维生素 D 制剂可能加重外周器官组织的钙化；③治疗过程中不能及时监测和调整用药方案，导致治疗不及时或者治疗过度。因此，对于糖尿病肾性骨病的治疗应以预防为主，当糖尿病肾病患者出现骨病后，其具体措施主要有以下几项：①监测钙磷代谢，通过限制高磷食物的摄入，在医生指导下服用磷结合剂等药物增加体内磷的排出，并适当补充活性维生素 D 及其类似物来调整体内的钙磷水平；②对于合并甲状旁腺功能亢进的患者，首选药物控制，并应在出现手术指征时考虑手术治疗；③对于出现严重肾功能损伤的患者，可考虑结合透析治疗。

　　总之，糖尿病肾病与骨代谢有着密切的联系，糖尿病肾病也是 2 型糖尿病患者并发骨病的危险因素，因此，对于早期及临床期糖尿病肾病患者，应严格控制血糖、血压、血脂在正常水平，并给予降低尿蛋白、保护肾功能等对症治疗，不仅可以延缓糖尿病肾病的进展，还可以延缓各种骨病的发生发展。此外，糖尿病肾病患者均应定期检查骨密度，以便早期发现、早期诊断，并及时给予补充钙剂及活性维生素 D 治疗，预防由低钙血症导致或加重的继发性甲状旁腺功能亢进症，从而降低早期及临床期糖尿病肾病患者发生各种骨病的风险，这对于改善患者的预后、提高患者生活质量也有重要意义。

第四章

糖尿病相关眼病

第一节 糖尿病眼部并发症

随着我国糖尿病患病率的日益上升，糖尿病患者发生眼部并发症的人数也在逐年增加。据统计，糖尿病眼病致盲率比正常人高 25 倍，已成为糖尿病患者一大致盲因素，因此提高人们对糖尿病眼病的认识迫在眉睫。

眼球结构特殊，代谢方式与一般组织有所不同，虹膜和睫状体内血管密布，主要由虹膜大小动脉弓及其分支构成。由于糖尿病能够引起全身血液循环障碍，不可避免地对虹膜睫状体也造成了损害，引起虹膜红变（注：虹膜红变是新生血管性眼病的一种，指虹膜表面覆有一层纤维血管膜），严重者可继发青光眼；房水主要是由睫状体中睫状突上皮细胞分泌而来，高血糖导致的睫状体内血管硬化可致房水成分异常，而晶状体的新陈代谢主要依靠房水和玻璃体，因此，房水成分上的改变可进一步导致白内障的发生。此外，视网膜是全身耗糖量最多的组织之一，含有丰富的血管和神经细胞，在糖尿病长期高血糖状态下，视网膜可因缺少营养成分而发生肿胀，从而组织内部压力上升，造成毛细血管变性及循环障碍，导致组织缺氧、毛细血管变性，从而引起静脉扩张、出血、微血管瘤和渗出等糖尿病性眼底改变。因此，糖尿病患者患病时间越长，造成的损害就越大，眼部并发症出现率就越高。

糖尿病引起的眼部并发症有很多，常见的有糖尿病视网膜病变、糖尿病性白内障、糖尿病视神经病变、糖尿病眼表疾病、青光眼和屈光状态异常等。

1. 糖尿病视网膜病变

糖尿病视网膜病变（diabetic retinopathy，DR）是糖尿病常见的微血管并发症之一，也是糖尿病最严重的并发症之一。它是糖尿病代谢紊乱在视网膜上的表现，初期以血管通透性增加为主要特征，为轻度非增生型糖尿病视网膜病变（non-proliferative diabetic retinopathy，NPDR），之后逐渐发生血管闭塞，形成中度和重度NPDR，最终导致视网膜和玻璃体新生血管形成，甚至成为增生型糖尿病视网膜病变（proliferative diabetic retinopathy，PDR）。其发病率与糖尿病的病程、发病年龄、遗传因素和控制情况有关，病程越长发病率越高。

2. 糖尿病性白内障

糖尿病性白内障是糖尿病眼部并发症中仅次于糖尿病视网膜病变的第二大眼病，糖尿病性白内障可分为真性糖尿病性白内障和糖尿病性老年性白内障两种类型。真性糖尿病性白内障多发生于血糖控制不好的1型糖尿病患者，病情进展较快，临床上常见双眼同时发病，初始表现为无数分散的、雪花样混浊，融合较快，数周或数月内全部混浊，视力明显下降。糖尿病性老年性白内障多发生于中老年糖尿病患者，此型临床上较为多见，发病率较高，临床表现类似于老年性皮质性白内障。研究表明，糖尿病患者在早期就容易出现白内障，而且发展速度较非糖尿病患者的老年性白内障更快。

3. 糖尿病视神经病变

随着糖尿病病程进展，视神经病变的发病率也逐渐升高。视神经出现异常的概率在各期糖尿病视网膜病变中逐渐增加，病变早期主要以视盘水肿或视盘及其周围荧光染色呈强荧光为主，病变后期则以视盘新生血管为主要表现。高血糖可促进神经细胞凋亡，抑制神经细胞生长；高血糖可使蛋白质与血糖结合，形成糖基化终末产物，引起血管结构、血液成分和血流动力学异常，导致局部组织血流量下降、视神经营养代谢受损；高血糖亦可通过竞争抑制作用使 Na^+，K^+-ATP 酶活性下降，神经传导减慢。由此高血糖可造成视神经病变、患者视功能严重减退甚至丧失。

4. 糖尿病眼表疾病

糖尿病眼表疾病包括角膜疾病（包括角膜知觉减退、角膜上皮再生迟缓、角膜色素颗粒沉着、眼干燥症、角膜上皮脱落、复发性角膜糜烂等）和结膜疾病（包括结膜炎、结膜微血管瘤、球结膜下出血等）。它虽然不是致盲性眼病，但患者常有明显的不适主诉。改善症状，延缓病程，将有助于提高糖尿病患者的生活质量。研究认为角膜神经损害、泪液质和量的改变、角膜上皮结构和功能的破坏可能是糖尿病眼表疾病反复发作的重要原因。

糖尿病眼病的防治根本是控制血糖，因此只有眼科医师和内分泌科医师联合起来，一方面协助患者控制血糖，另一方面加强糖尿病患者对糖尿病眼部并发症的认识，才能更好地服务于糖尿病患者，从而减少糖尿病眼部并发症的发生。眼睛是心灵的窗户，糖尿病患者不仅要控制好血糖，更要重视眼部并发症的发生。

第二节　糖尿病视网膜病变

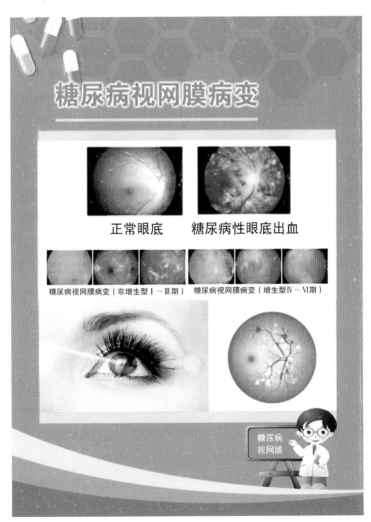

糖尿病视网膜病变（diabetic retinopathy，DR）作为糖尿病最主要的微血管并发症之一，是成人失明的主要原因，其发病率随年龄增长和糖尿病病程延长而增加。DR 在 2 型糖尿病和 1 型糖尿病患者中的患病率分别为 40.3% 和 86%。

DR 的发病机制如下。①多元醇途径亢进：血糖浓度正常时，葡萄糖主要经糖酵解途径代谢，为细胞代谢提供能量。醛糖还原酶是多元醇通路的限速酶，与葡萄糖亲和力较低，正常情况下该通路代谢率也极低。当血糖升高时，醛糖还原酶活性增强，多元醇通路活跃，致使大量葡萄糖经该途径代谢。多元醇通路的激活能通过减少谷胱甘肽和生成附加的氧化剂来增加氧化应激，而氧化应激是 DR 发生的重要机制。②蛋白激酶 C（protein kinase C，PKC）激活：被认为是参与DR 的主要通路之一。糖尿病患者视网膜 PKC 活性增加。PKC 由 13 种酶组成，其中 β 型被认为和糖尿病的并发症联系最为紧密。研究表明PKC-β 的激活介导了微血管通透性增加和新生血管形成。同时 PKC 激活亦可增加 ET-1 的表达，后者具有强大的促进血管收缩的作用，可引起视网膜血流动力学改变，视网膜局部缺血缺氧，诱导血管内皮生长因子（vascular endothelial growth factor，VEGF）等细胞因子的表达水平升高。而 VEGF 被认为是糖尿病视网膜新生血管和通透性的主要中介，可破坏血 - 视网膜屏障，导致视网膜血管通透性增高、基底膜松动及诱导视网膜新生血管形成等。③糖基化终末产物形成：晚期糖基化终末产物（advanced glycation end product，AGE）即葡萄糖等糖类通过非酶糖化与大分子物质形成的不可逆性交联共价产物，正常情况下不会积聚在视网膜组织中。在持续高血糖环境下，葡萄糖通过非酶化反应与蛋白质中氨基酸等相互作用形成席夫碱（Schiff base），后者进一步发生分子结构重排，产生较稳定的阿马道里（Amadori）产物，并最终形成复杂的 AGE。④氧化应激增加：正常细胞中自由基持续不断地产生，大约 95% 的氧用于组织代谢，约 5% 的氧转换为活性氧（reactive oxygen species，ROS）。正常机体有高效的抗氧化系统，但在病理情况下，自由基生成与降解不平衡会导致 ROS 水平升高，从而增高氧化应激水平。⑤血管生长因子的过度表达：VEGF 是一种血管内皮细胞特异性分裂原，能诱导血管内皮细胞增殖，促进新生血管形成，对血管内皮细胞具有强有力的促分裂作用。⑥黏附分子的作用：白细胞黏附于视网膜毛细血管内皮细胞，是 DR 病理进展中的关键步骤。白细胞与视网膜毛细血管内皮细胞的黏附可导致内皮细胞受损坏死、血 - 视网膜屏障破坏、通透性增加等病理变化。因此，调控这一过程的黏附分子在 DR 中起着重要作用。

DR 按病变程度分为以下 6 期：Ⅰ期是有微小血管瘤伴少量的出血点；Ⅱ期是出现出血或硬性渗出；Ⅲ期是渗出白色类似棉绒的软性物质；Ⅳ期是玻璃体积血；Ⅴ期是纤维血管增生；Ⅵ期是牵拉性视网膜脱离、失明。按眼底新生血管的形成将以上 6 期又分为非增生型和增生型两类，非增生型 DR 包括Ⅰ～Ⅲ期，无眼底新生血管的形成；增生型 DR 可刺激新生血管生长，视网膜功能可受到破坏，主要包括Ⅳ～Ⅵ期。

1. 检查

对于 DR 的检测和评估，临床有多种多样的检查方式，最基本的包括早期 DR 治疗研究视力表、检眼镜、彩色眼底照相检查等，还包括视野检查、频域光学相干断层成像、彩色多普勒血流成像、多焦视网膜电图和背向散射积分成像等。以上 DR 的检查诊断方法各具优势，多种检查技术相结合，可以提高 DR 早期诊断的准确性和敏感性，可更好地服务于临床，并且更好地防治 DR。

2. 治疗

（1）药物治疗：临床实践证明，糖尿病患者严格地控制血糖，是防治 DR 最根本的措施。这是因为，视网膜病变与糖尿病控制得好坏关系极为密切。当血糖控制不佳时，会促进糖尿病患者视网膜病变的发生，加速病情进展。据统计，血糖控制不佳的糖尿病患者，在患病 20 年后将有 80% 以上的人并发视网膜病变；而血糖控制良好的糖尿病患者只有 10% 左右的人在患病 20 年后并发视网膜病变。因此，良好地控制血糖，可延缓 DR 的进展。

此外，糖尿病患者往往合并高血压，高血压可促进 DR 的发生与进展，故严格控制血压对治疗 DR 也具有重要意义。目前，临床治疗糖尿病合并高血压，多采用血管紧张素转换酶抑制剂（angiotensin converting enzyme inhibitor，ACEI），ACEI 有利于抑制肾素 - 血管紧张素 - 醛固酮系统，控制血压，同时提高骨骼肌对胰岛素的敏感性，降低糖化血红蛋白水平，抑制糖基化终末产物的形成。但有时尽管选取了适合患者的降压药，也难以达到目标血糖和血压。

（2）全视网膜光凝治疗：适用于不合并黄斑水肿的 IV 期 DR 患者，通过使新生血管退化并阻止其再生、减少黄斑水肿而发挥治疗作用。激光治疗后破坏了视网膜缺血、缺氧区，可抑制血管增生因子的产生，破坏耗氧多的视网膜外层，既减少了氧耗，又使得来自脉络膜的氧易于向视网膜内层游散，从而可有效改善视网膜的血液循环。但它会产生一定的不良反应：有关视野缺损、暗适应损伤及全视野视网膜电图波幅的降低等。激光治疗的目标是控制 DR 的发展，其具有保护视网膜病变发展的功能，可逐步减少 DR 的发生。

（3）玻璃体切割术：增生型 DR 主要表现为新生血管和纤维组织增殖，不完全的玻璃体脱离后反复牵拉血管膜，导致玻璃体积血、牵拉性视网膜脱离、牵拉裂孔性视网膜脱离。玻璃体切割术可以清除增生型 DR 引起的玻璃体积血，松解玻璃体对视网膜的牵拉，清除视网膜表面增殖膜及新生血管膜，封闭视网膜裂孔，复位脱离的视网膜，从而改善患者视功能。

综上，DR 是一个很复杂的病理过程，是多因素、多阶段作用的结果，早期发现、早期诊断、早期治疗对 DR 患者十分关键。

第三节　糖尿病视网膜病变与 GLP-1 类似物

胰高血糖素样肽 -1（glucagon-like peptide 1，GLP-1）是由肠道 L 细胞合成分泌的一种肠促胰岛素，天然的 GLP-1 易被体内的二肽基肽酶Ⅳ（dipeptidyl peptidase Ⅳ，DPP-Ⅳ）降解，半衰期仅有 1～2 分钟，临床应用较困难。而通过对 GLP-1 分子结构进行修饰得到的 GLP-1 类似物，半衰期延长，可以刺激胰岛 B 细胞增殖，并抑制其凋亡；增加胰岛素分泌和减少胰高血糖素分泌；延迟胃排空，增加饱腹感；还可以增加肝脏及脂肪组织对胰岛素的敏感性，减轻胰岛素抵抗，从而控制血糖。

糖尿病视网膜病变（DR）作为糖尿病的一种常见并发症，是成人主要致盲眼病之一，但是在 DR 早期，特别是轻、中度非增生型 DR 的患者大多没有眼部临床症状，容易忽略病情，导致疾病进展。对于早、中期非增生型 DR 的治疗，目前还没有较为满意的方案，多是积极控制患者血糖。即便后期视网膜光凝治疗也只能够减缓疾病恶化的速度，不能有效逆转视力的损害。GLP-1 类似物在临床上的降糖效果及安全性已得到证实，那么，其对 DR 的影响有哪些呢？

1. 控制血糖

研究表明糖尿病患者的病程和血糖与 DR 的发生发展密切相关。在 2 型糖尿病的治疗中，GLP-1 类似物无论单独应用还是联合用药均有良好疗效，且 GLP-1 类似物的降血糖效果呈现葡萄糖浓度依赖性，可以降低低血糖发生的风险。虽然对于长期血糖控制不良的糖尿病患者，快速改善其血糖将会导致 DR 的短暂性恶化，而且用 GLP-1 类似物治疗的糖尿病患者中，随着糖化血红蛋白水平的快速改善，有30% 的患者可能发生 DR 或者原有的视网膜病变加重，但是随着血糖的进一步控制，80% 的 DR 可以得到改善。

2. 降血脂

糖尿病患者大多伴有血脂异常，DR 的硬性渗出即为发生在视网膜外丛状层的脂类和蛋白渗出物。虽然高血脂导致 DR 发生、发展的机制尚未完全明了，但目前发现 DR 硬性渗出的严重程度与血液中三酰甘油、低密度脂蛋白及总胆固醇水平呈正相关，与高密度脂蛋白水平呈负相关。降低血脂可以改善视网膜血管内皮细胞功能，减少眼底微血管炎症反应及渗漏，从而延缓 DR 的发展。国内外许多研究均证明 GLP-1 及其类似物可以显著降低 2 型糖尿病患者总胆固醇、三酰甘油及低密度脂蛋白水平。

3. 控制血压

在合并高血压的 2 型糖尿病患者中，严格控制血压可以延缓 DR 的进展和视敏度的恶化，而 GLP-1 及其类似物可以显著改善舒张压和收缩压，还可以降低糖尿病患者的血脂及体重。

4. 保护血 – 视网膜屏障

血 – 视网膜屏障破坏及随后发生的视网膜血管渗漏是 DR 的特征。正常视网膜有两层血 – 视网膜屏障，内屏障主要由血管内皮细胞之间的连接复合体和分化良好的胶质细胞网状结构组成；外屏障由视网膜色素上皮之间的紧密连接和桥粒组成。高血糖、缺血、缺氧、氧化应激和炎症及炎症因子是糖尿病引起的血 – 视网膜屏障破坏的主要因素，而 DR 导致的内层血 – 视网膜屏障破坏是造成血管渗漏的主要原因。研究发现玻璃体内注射 GLP-1 类似物可以激活视网膜内 GLP-1 受体，从而抑制胎盘生长因子及细胞间黏附分子 –1 的过度表达，进而稳定血管内皮细胞间的紧密连接蛋白，维持血 – 视网膜屏障的完整性，减少视网膜血管渗漏，延缓 DR 的进展。

5. 保护眼底微血管

DR 是糖尿病微血管病变中最严重的并发症之一。DR 时视网膜毛细血管基底膜增厚，周细胞逐渐消失，微血管瘤形成，内皮细胞增生，管腔闭塞，最后新生血管形成。许多研究结果都表明 DR 的发生发展与生长因子过度表达相关，有很多生长因子参与这个过程，其中 VEGF 被认为是最主要的因子之一。实验证明 GLP-1 及其类似物可以阻断 DR 中 IL-1β 和 VEGF 过度表达导致的白蛋白渗漏。

综上，目前 GLP-1 类似物已大量应用于糖尿病的临床治疗，但有关它们在糖尿病并发症方面的疗效，尤其是对 DR 治疗方面的数据相对较少。GLP-1 类似物可以通过上述多个方面来延缓早期 DR 的进展，对 DR 的预后有着积极的作用。

第四节　糖尿病视网膜病变与叶黄素

叶黄素（lutein）又名植物黄体素，是一种含氧类胡萝卜素，是天然的食品色素和食品营养剂。同时，叶黄素也是构成人眼视网膜黄斑区域的主要色素，对维持眼部健康有一定作用。此外，大量研究发现叶黄素对心血管疾病、癌症、糖尿病及糖尿病视网膜病变等多种慢性病有一定预防和改善作用。

糖尿病视网膜病变，是一种常见的糖尿病慢性并发症，在我国致盲性视网膜血管病中位居首位。糖尿病视网膜病变是由高血糖长期侵袭导致视网膜毛细血管循环障碍：血流滞缓，组织缺氧，毛细血管管壁变性变脆，眼底后极部视网膜上出现微血管瘤、点状或片状出血、棉絮状渗出，进而造成视力减退。如果此时未及时治疗，病变会进一步发展。由于缺氧视网膜产生新生血管，就会引起玻璃体积血、增生型视网膜病变、牵引性视网膜脱离、继发性青光眼等，导致失明。

叶黄素可有效抑制慢性高糖引发的氧化应激损伤，减轻氧化应激引发的多种炎症免疫反应，并能缓解内皮细胞凋亡，减轻高血糖对眼底血管等的损害，从而起到保护视网膜功能的作用。

叶黄素改善糖尿病视网膜病变的机制如下。

（1）叶黄素对视网膜氧化应激损伤的保护机制：叶黄素可有效减少 ROS 及抑制炎症因子的产生，减少过量 ROS 的形成，从而减轻慢性高糖对视网膜的氧化应激损伤。

（2）叶黄素对视网膜毛细血管内皮细胞凋亡的保护机制：已有研究显示叶黄素可减少由高血糖导致的视网膜中活化型胱天蛋白酶升高和 TUNEL 阳性细胞数量的增多，起到抑制内皮细胞凋亡和保护内皮细胞功能的作用，此外，叶黄素还可通过抑制血管内皮细胞的线粒体超氧化来降低线粒体凋亡率，起到预防内皮细胞凋亡发生和逆转毛细血管退行性改变的作用。

（3）叶黄素对视网膜新生血管的抑制机制：血管内皮生长因子（VEGF）是与视网膜新生血管密切相关的细胞因子，叶黄素能通过抑制糖尿病视网膜病变患者体内 VEGF 的表达，并在糖尿病视网膜病变早期减少视网膜细胞渗透性，在后期抑制视网膜新生血管形成。

除此之外，叶黄素还可通过显著提高血管抵抗力，恢复血管内外渗透压的平衡，降低血管渗透性，抑制血管中物质渗漏，保证眼部血管的完整性，让眼部得到充足的血液供应。同时可以防止自由基和眼部胶原蛋白结合造成损害，加强视网膜胶原结构，从而提高各种视网膜疾病，如视网膜炎色素沉着、出血性和高血压视网膜病，以及黄斑退化等的治疗率，改善由此导致的视力减退、视物模糊等症状。同时，医学实验证明天然叶黄素可清除过氧亚硝基，减少主动脉内皮细胞表面的黏附分子，对防止动脉硬化也有重要作用。

常规推荐叶黄素的摄入量为 10 ～ 12mg/d，叶黄素主要存在于植物性食物中，羽衣甘蓝、菠菜等深绿色叶蔬菜是膳食叶黄素的主要来源，桃、木瓜、柑橘等黄橙色水果中也含有丰富的叶黄素。天然叶黄素在动物性食物中主要以蛋类和奶类为主。蛋类里叶黄素含量虽然不高，但是其生物利用度较高，为等量蔬菜的3倍。糖尿病患者可以根据自己的血糖情况在两餐之间适量食用含叶黄素的水果，多食用深绿色蔬菜，适量增加叶黄素的摄取量。

总之，叶黄素对糖尿病视网膜病变有一定的改善作用，但糖尿病患者需注意的是控制好血糖才是预防糖尿病视网膜病变的关键。因此，糖尿病患者需定期监测血糖，服用降血糖药物，适当运动及合理饮食，防止糖尿病视网膜病变的发生与发展。

第五节　糖尿病视网膜病变与银杏叶提取物

糖尿病是当前最为常见的一种内分泌代谢疾病，是由胰岛素绝对或相对不足及靶细胞对胰岛素敏感性降低，引发的糖、脂肪、蛋白质等代谢紊乱。其主要特点为高血糖，能够影响患者全身各器官。糖尿病视网膜病变是糖尿病病程中产生的极为严重的并发症，其临床表现包括视物模糊、视力下降、失明等。

糖尿病视网膜病变是全球三大致盲病种之一，根据糖尿病视网膜病变患者视网膜改变情况，结合中华眼科学会制定的相关标准，确定糖尿病视网膜病变分期如下。Ⅰ期：视网膜存在小出血点、微血管瘤；Ⅱ期：视网膜出现斑块、硬性渗出（黄白色）；Ⅲ期：视网膜出现软性渗出（白色）；Ⅳ期：视网膜玻璃体积血或新生血管形成；Ⅴ期：视网膜出现纤维增殖或新生血管；Ⅵ期：视网膜出现纤维增殖或新生血管，伴视网膜脱离。其中Ⅰ～Ⅲ期为单纯型视网膜病变，Ⅳ～Ⅵ期为增生型视网膜病变。

糖尿病视网膜病变的发生发展是一个复杂的病理过程，是多因素作用的结果，它与细胞因子、糖基化终末产物堆积、多元醇通路异常、炎症、氧化应激、蛋白激酶 C 激活等都有着密切的关联。其中炎症和氧化应激是糖尿病视网膜病变发生发展的关键通路。目前学者们普遍认为，视网膜内的细胞在高糖环境下会发生过度的氧化应激反应，而这一系列的反应将导致视网膜内的周细胞损伤、缺失，乃至视网膜内皮细胞受损，最后凋亡，这便是糖尿病视网膜病变发生发展的关键因素。故抗氧化减少视网膜血管内皮损伤，降低血小板聚集性与黏附性，抑制炎症，预防血栓形成，缓解视网膜的缺血缺氧状态，可以防治糖尿病视网膜病变的发生与进展。

银杏叶提取物（ginkgo biloba extract，GBE）进入人体后，具有扩张血管、抑制血小板活化因子、抗氧化及调血脂等多种药理作用。糖尿病视网膜病变的发生与血管损伤、微血栓等密切相关，银杏叶提取物应用到糖尿病视网膜病变的治疗上能够改善患眼微循环，增加患者机体红细胞氧携带能力，对视网膜细胞的保护作用显著；银杏叶提取物亦能够改善糖尿病视网膜病变患者的血管损伤情况，减少微血管瘤的产生，从而降低出血风险，达到治疗糖尿病视网膜病变、改善患者视功能的目的。

银杏叶提取物对糖尿病视网膜病变作用机制如下。

（1）银杏叶提取物可改善视网膜血液循环、显著减少神经细胞的凋亡，对缺血所致的视网膜神经细胞具有保护作用。

（2）银杏叶提取物具有降低血脂水平的作用，可以减轻脂质对视网膜血管内皮细胞的损伤，具有抗动脉粥样硬化形成的作用，对糖尿病视网膜病变的发生发展具有防治作用。

（3）银杏叶提取物还可以降低氧自由基的浓度，减轻氧化应激反应，减少视网膜周细胞的凋亡，保护视网膜血管内皮细胞。银杏叶提取物的以上作用可以增加红细胞携氧能力，缓解糖尿病所致的视网膜缺血缺氧，改善微循环，减少微血栓的形成。

银杏叶提取物的主要成分为银杏黄酮苷和类内酯（银杏内酯和白果内酯）。药理学研究证明银杏黄酮苷具有抗氧化作用，可抑制自由基产生，并清除已产生的自由基，对抗细胞膜脂质过氧化等。银杏黄酮苷还可以保护细胞膜结构和功能，对缺血再灌注、光毒性作用、炎症等损伤因素引起的视网膜结构和功能损害具有保护作用。类内酯是血小板活化因子拮抗剂，能够特异性对抗血小板活化因子，抑制血小板聚集、血管内皮损害、微血栓形成及脂质代谢紊乱。此外，银杏叶提取物还可降低血脂、血黏度，改善血液流变学状态，改善血糖代谢及高胰岛素血症，增加红细胞携氧能力。

综上所述，银杏叶提取物能有效治疗糖尿病视网膜病变，对糖尿病视网膜病变患者的视力及眼底病变均有一定的改善作用。因此，在积极控制血糖、血脂的同时，运用银杏叶提取物，能有效延缓糖尿病视网膜病变的发展。

第六节 增生型糖尿病视网膜病变与三七

糖尿病视网膜病变（diabetic retinopathy，DR）是糖尿病的常见眼部并发症及致盲性眼病，主要以视网膜血管改变为病理特征，眼底多表现为视网膜渗出水肿、新生血管、出血及增殖膜形成，严重威胁患者的视觉健康，是目前工作年龄人群中居第一位的致盲性疾病。

玻璃体积血分级标准：Ⅰ级，玻璃体积血，可见视盘及视网膜血管；Ⅱ级，轻度玻璃体积血，模糊可见视盘；Ⅲ级，中度玻璃体积血，看不见视盘及视网膜血管，可见眼底红光反射；Ⅳ级，重度玻璃体积血，看不见眼底，也无眼底红光反射。

三七，为五加科植物三七的干燥根，具有化瘀止血、活血定痛的功效。主治出血症、跌打损伤、瘀血肿痛，相关研究表明其对玻璃体积血、视网膜出血等增生型糖尿病视网膜病变（PDR）均有较好的疗效。

三七可以通过以下机制发挥防治 PDR 的功用。

（1）纠正血糖、血脂代谢及降低视网膜胶质纤维酸性蛋白（glial fibrillary acidic protein，GFAP）的表达，对视网膜起到保护作用。

（2）通过缩短凝血时间、增加凝血酶浓度、使血小板数量显著增加等来发挥止血作用。

（3）通过抑制视网膜色素上皮细胞血管内皮生长因子的释放抑制视网膜新生血管生成。

（4）减少纤维连接蛋白（fibronectin，FN），从而抑制视网膜色素上皮细胞、单核 / 巨噬细胞、T/B 淋巴细胞等迁移至视网膜前或玻璃体内导致的病理纤维化及异常增殖等，避免形成病理性视网膜前膜及牵拉性视网膜脱离等病变。

三七可作为PDR导致的玻璃体积血患者术前辅助治疗手段之一。玻璃体积血的患者可口服三七4.5g，每日2次，2周后再行玻璃体切割术，可降低术中极易出现的医源性视网膜裂孔及大量出血、黄斑水肿、牵拉性视网膜脱离、玻璃体再次积血等并发症的发病风险。

三七并非对所有的PDR患者均适用，有以下风险的患者需禁服：①伴新生血管性青光眼和（或）严重白内障的PDR患者；②有严重的全身性疾病、年龄较大、近期发生过心脑血管意外的患者；③有可能影响视力的其他眼部疾病患者；④凝血功能指标异常者；⑤排除其他疾病引起的单纯玻璃体积血及视网膜脱离者；⑥玻璃体积血病程＞2周者。

三七虽好，但对于糖尿病视网膜病变患者，最根本的治疗措施仍然是合理饮食、适度运动、服用降血糖药物、监测血糖、定期复查，预防及延缓糖尿病视网膜病变的发生与发展。

第七节　糖尿病黄斑水肿

糖尿病黄斑水肿（diabetic macular edema，DME）是指距离黄斑中心凹1个视盘直径范围内视网膜厚度增加或者出现硬性渗出。糖尿病黄斑水肿是糖尿病视网膜病变引起视力下降的最常见原因之一。国际糖尿病联盟认为，糖尿病患者中存在"三分之一法则"，即大约1/3的糖尿病患者会发生糖尿病视网膜病变，其中大约1/3的糖尿病视网膜病变患者会发生糖尿病黄斑水肿，而这些糖尿病黄斑水肿患者中，又有 1/3 会发生临床有意义的黄斑水肿。

糖尿病黄斑水肿发生的主要机制是血 - 视网膜屏障的破坏，血 - 视网膜屏障包括外屏障和内屏障两个部分，其结构完整和功能平衡是维持视网膜正常功能的重要因素。糖尿病患者的高血糖导致毛细血管壁上的周细胞发生形态学的改变和凋亡，进而毛细血管壁的稳定性变差，出现微血管瘤和内屏障的破坏，蛋白成分和非蛋白的溶质从血管内渗透到视网膜神经纤维层，使该处胶体渗透压升高，进一步促使液体从血管内渗漏，积聚于黄斑而导致黄斑水肿。此外，炎症反应、血流动力学改变、视网膜灌注不足、玻璃体视网膜界面异常等也是引起糖尿病黄斑水肿的机制。

美国糖尿病视网膜病变早期治疗研究小组将糖尿病黄斑水肿按照临床表现和发生机制分为以下四型。①局限型黄斑水肿：检眼镜下黄斑区灶性视网膜水肿、增厚，可见成串微动脉瘤，并有硬性渗出，围绕水肿中心呈反射状或条状、簇状排列；发病机制主要是局部视网膜毛细血管扩张和渗漏形成。②弥漫型黄斑水肿：检眼镜下可见黄斑区视网膜弥漫性增厚、水肿，反光增强，中心凹光反射消失，严重者可弥散至上下血管弓，黄斑囊样水肿呈泡状隆起；发病机制主要是黄斑区血 - 视网膜内屏障功能广泛受到损害，大量毛细血管渗漏。③缺血型黄斑病变：检眼镜下可见黄斑中心凹毛细血管无灌注区扩大；发病机制主要是黄斑区毛细血管闭塞形成局限性无灌注区。④增生型黄斑病变：检眼镜下可见黄斑表面增殖膜形成，中心凹毛细血管受牵拉变直；发病机制是在黄斑区或其附近有增生性病变，牵拉黄斑使黄斑拱环变形或产生黄斑异位。

糖尿病黄斑水肿的常用治疗方法包括激光光凝治疗、抗 VEGF 治疗和糖皮质激素治疗等。

1. 激光光凝治疗

激光光凝治疗作为既往糖尿病黄斑水肿的标准治疗，主要治疗机制是刺激视网膜色素上皮细胞、封闭微动脉瘤的渗漏及促进内皮细胞的增殖，刺激视网膜色素上皮衍生因子的产生，更新视网膜上皮细胞，改善视网膜内屏障。激光光凝可治疗的病变包括视网膜强荧光点和渗漏，局灶性水肿（即具有临床意义的黄斑水肿）应首选激光光凝治疗或联合抗 VEGF 治疗，同时激光光凝治疗可能会引起视野变小、视力剧烈下降、玻璃体积血、视物变形等并发症。

2. 抗 VEGF 治疗

抗 VEGF 治疗较激光光凝治疗能够明显改善视力，现已逐渐成为糖尿病黄斑水肿的一线或核心治疗。目前临床上主要抗 VEGF 药物包括雷珠单抗、贝伐珠单抗、阿柏西普、康柏西普等，都采用玻璃体腔内注射给药，在理论上保证了药效的最大化和全身副作用的最小化。但抗 VEGF 治疗糖尿病黄斑水肿有周期长、易复发、价格高昂、玻璃体腔注射过程有感染风险等缺点。

3. 糖皮质激素治疗

多种炎症因子参与糖尿病黄斑水肿的发生和发展过程，糖皮质激素的应用对糖尿病黄斑水肿有明确的疗效。研究表明，糖皮质激素类药物玻璃体腔注射后前 4 个月疗效与抗 VEGF 药物玻璃体腔注射相当，但糖皮质激素治疗后可引起眼压升高和白内障形成，故糖皮质激素不宜作为单独及长期治疗糖尿病黄斑水肿的方法，其更适合作为一种辅助疗法或在短期治疗方案中使用。

综上，糖尿病黄斑水肿是引起糖尿病患者中心视力受损最常见的原因之一，治疗方法各有优缺点，在选择治疗时应全面了解患者病情，选择最佳治疗方案。

第八节　糖尿病性白内障

白内障是由各种原因引起的晶状体代谢紊乱，导致晶状体蛋白质变性而发生混浊的疾病。糖尿病性白内障是糖尿病并发症中仅次于视网膜病变的第二大眼病，同时，糖尿病视网膜病变也是白内障发生的危险因素。糖尿病性白内障可分为真性糖尿病性白内障和糖尿病性老年性白内障两种类型。

真性糖尿病性白内障多发生在年龄＜30岁、血糖控制不佳的1型糖尿病患者。真性糖尿病性白内障的晶体混浊类型以皮质混浊最常见，尤其是后囊下混浊，病情进展较快。临床上常见双眼同时发病，初始为无数分散的、雪花样混浊，融合较快，数周或数月内完全混浊，视力明显下降。在白内障形成之前，糖尿病患者会感到屈光的改变，并随血糖浓度的高低而呈阶段性的屈光变化，血糖浓度升高，血液中的无机盐含量减少，渗透压降低，房水渗入晶状体使之更加变凸而形成近视；血糖浓度降低后，晶状体内水分渗出，晶状体变为扁平而形成远视。这种屈光的改变反映了晶体内糖及其代谢产物的积聚，糖成分的增加，渗透压升高，能够导致晶体的水化和肿胀。如果血糖和房水中糖浓度降低，晶体和房水的渗透压出现差异，晶体高渗水肿加剧，严重时晶体混浊，形成白内障。

糖尿病性老年性白内障多发生于中老年的糖尿病患者，此型较为多见，发病率较高，临床表现类似于无糖尿病的老年性白内障。其分为 4 期，包括早期、中期、晚期和成熟期。一些临床研究表明，与非糖尿病患者相比，糖尿病患者发生老年性白内障的年龄较早，而且病情进展速度更快。糖尿病性老年性白内障一般从晶状体后囊下开始混浊，呈锅巴样。此期患者出现明显的畏光，在相对强光下的视力明显低于相对暗光下的视力。

糖尿病性白内障疾病确诊以裂隙灯检查为主，典型表现为晶状体前、后囊下出现无数的小空泡，继之成为密度大小不等的小点状和小片状混浊，有如雪花，同时可有白色条状混浊沿着晶状体纤维分布的方向扩散，这些混浊可扩散到全部晶状体，从而引起全晶状体混浊。

糖尿病性白内障的预防以控制血糖为主，早期血糖的良好控制，可使混浊的晶状体部分消退。目前我国治疗糖尿病性白内障的主要方法包括药物治疗和手术治疗两种。

1. 药物治疗

（1）醛糖还原酶抑制剂：醛糖还原酶是多元醇通路的限速酶，抑制其活性能阻止糖尿病性白内障的发生和发展，临床最常用的醛糖还原酶抑制剂有依帕司他。

（2）牛磺酸：是小分子物质，结构与磷脂分子的极性头部结构相似。其可以通过调节跨膜转运达到平衡细胞内渗透压的作用，是一种理想的渗透压调节剂；也可以通过调节膜磷脂微环境影响膜受体或蛋白质的活性，可稳定细胞膜，并具有抗氧化的作用。在晶体中牛磺酸可以由甲硫氨酸生物合成或从房水中主动转运而来，因此晶体中含有大量的牛磺酸。研究表明，补充牛磺酸可减少晶状体细胞内小分子蛋白质和酶的渗漏，清除氧自由基，减少晶状体的氧化损伤，保持晶状体的透明。

2. 手术治疗

虽然药物治疗的目的是支持晶状体的营养，延缓晶状体衰老和改善代谢障碍，但无论哪种药物都不能使晶状体恢复透明，只有手术是使患者重见光明的唯一有效方法。

现代白内障手术是指现代白内障囊外摘除联合人工晶体植入术。其主要包括以下几种。①小切口白内障囊外摘除和人工晶体植入术：对于老年人、角膜内皮功能欠佳患者，其较超声乳化手术更为安全；②超声乳化白内障吸出和可折叠人工晶体植入术：对比糖尿病性白内障囊外摘除术，超声乳化术手术切口更小，因此术后能够获得更好的视力恢复，且较少发生角膜散光等术后并发症；③飞秒激光辅助糖尿病性白内障：是近年来最新的微创白内障手术方法，目前已开始应用于糖尿病性白内障临床手术治疗。

白内障摘除术之前无视网膜病变、无糖尿病黄斑水肿或有视网膜病变不需要行激光治疗的患者，视力恢复与无视网膜病变的糖尿病患者相当，术前存在视网膜病变或进行过激光治疗，对白内障摘除术后视力恢复可能有负面影响。白内障并发增生型糖尿病视网膜病变时，术前应尽可能使用激光治疗增生型糖尿病视网膜病变。

糖尿病性白内障通过手术治疗可以使患者恢复视力，但术后并发症也很常见，所以糖尿病患者在糖尿病早期应控制好血糖，尽量避免白内障的影响。

第九节　糖尿病视神经病变

糖尿病是一种慢性病，发病率呈逐年增长趋势，疾病的发展会引发多种并发症，其中视神经病变是主要的并发症之一，并且随着糖尿病进展，视神经病变的发病率也随之升高。糖尿病视神经病变对视力的损害在早期及时治疗后可以得到改善或控制，如果不能及时治疗，患眼的视神经一旦发生不可逆性萎缩，视功能将会受到明显损害。

糖尿病视神经病变的临床表现多种多样，轻者无任何症状，重者视力降至光感，检眼镜下大部分患者视盘并无肉眼可察觉的病变，少部分可有视盘水肿、色淡、充血改变。荧光素眼底血管造影术中视盘局部或全部呈弱荧光、遮蔽荧光、渗漏荧光等改变，为糖尿病视神经病变的诊断依据。

目前国内有学者将糖尿病视神经病变分为 5 型：糖尿病性视盘病变、糖尿病性急性视神经炎样改变、糖尿病性缺血性视神经病变、糖尿病性视盘新生血管形成、糖尿病性视神经萎缩。

1. 糖尿病性视盘病变

患者多双眼受累，无症状或轻度视力下降，多无相对性传入性瞳孔障碍（relative afferent pupillary defect，RAPD），视野通常无异常或仅仅为生理盲点扩大。眼底检查视盘表现为轻度水肿，表面辐射状毛细血管扩张，可见线状或火焰状出血斑，70% 的患者可合并黄斑水肿。患者可伴或不伴各期的糖尿病视网膜病变，大部分为非增生型糖尿病视网膜病变。视盘水肿在 2～10 个月可自发缓解，患者视神经功能障碍轻，视力预后好，一般无视神经萎缩。荧光素眼底血管造影显示动脉期（动脉血管充盈显影期）视盘表层辐射状毛细血管扩张，随即扩张的毛细血管荧光渗漏，视盘呈强荧光，晚期视盘及周边渗漏明显，呈弥漫性强荧光。

2. 糖尿病性急性视神经炎样改变

患者多无症状或仅轻度视力下降，无眼球转动痛，RAPD 征（单侧眼存在传入性瞳孔障碍而另外一只眼正常，或两眼传入性瞳孔障碍程度不对称）阴性。荧光素眼底血管造影表现与糖尿病性视盘病变类似，视野多见中心暗点，生理盲点扩大及弓形视野缺损。此类型与糖尿病性视盘病变的区别：糖尿病性视盘病变以视盘水肿为主，荧光素眼底血管造影显示视盘渗漏明显，而急性视神经炎样改变以视盘充血为主，荧光素眼底血管造影显示渗漏较轻。

3. 糖尿病性缺血性视神经病变

缺血性视神经病变主要是由后睫状动脉供血不足，血管自我调节能力紊乱、弹性下降导致的。糖尿病性缺血性视神经病变分为前部缺血性视神经病变和后部缺血性视神经病变。前部缺血性视神经病变眼底表现为视盘色淡、呈节段性或扇形水肿；荧光素眼底血管造影表现为早期视盘缺血区荧光充盈迟缓、呈弱荧光，邻近的非缺血区视盘表面毛细血管代偿性扩张、呈强荧光，视盘周边脉络膜背景荧光充盈迟缓；晚期由于扩张的毛细血管渗漏，视盘上荧光强弱不等。后部缺血性视神经病变早期无视盘水肿，2～4周后视盘颜色逐渐变淡，晚期缺血性视神经病变可导致视神经萎缩。

4. 糖尿病性视盘新生血管形成

视盘新生血管是指视盘及其周围1个视盘直径（optic disc diameter，DD）范围内的新生血管，其形成表示视网膜缺血缺氧严重。视网膜无灌注区靠近视盘，视盘新生血管形成常常引起玻璃体积血和牵拉性视网膜脱离，导致视力严重丧失，而且进展快、预后差，所以及时发现并采取积极有效的治疗方法对患者非常重要。荧光素眼底血管造影显示视盘新生血管荧光充盈迅速，常与脉络膜荧光同时出现，而视网膜内新生血管荧光循行缓慢，晚期新生血管处大量荧光渗漏，形成局部强荧光。视网膜新生血管常见于增生型糖尿病视网膜病变，视网膜毛细血管闭塞形成大片无灌注区，造成视网膜缺血，进而产生视网膜新生血管、糖尿病视网膜病变。

5. 糖尿病性视神经萎缩

糖尿病性视神经萎缩主要表现为局部或全部视盘苍白，由于视盘部位胶质细胞增生、毛细血管减少或消失，患者视野向心性缩小，视盘血管减少，视力减退，荧光素眼底血管造影显示视盘弱荧光。糖尿病患者通常存在微循环障碍，引起视神经纤维变性、坏死、髓鞘脱失，导致视神经传导功能丧失。糖尿病性视神经萎缩也是各种视神经病变最终的结局。

糖尿病视神经病变除控制血糖外目前尚无有效的治疗方法，良好的血糖控制可以延缓疾病的发生和发展。糖尿病患者避免视神经病变的发生主要是以预防为主，定期去眼科检查眼底。

第十节 眼干燥症

眼干燥症是指任何原因造成的泪液质或量异常或动力学异常，导致泪膜稳定性下降，并伴有眼部不适和（或）眼表组织病变特征的多种疾病的总称。泪膜是泪液在结膜囊均匀分布形成的一层薄膜，由内向外依次为黏蛋白层、水液层和脂质层。稳定的泪膜是保持眼表光滑、规则及清晰视力的重要因素。随着 2 型糖尿病患者数量的增加，糖尿病引起的眼表并发症越来越受到临床重视。研究发现，2 型糖尿病患者的眼干燥症发病率明显高于正常人，糖尿病可通过一系列病理过程影响眼表微环境而引起眼表的角膜、结膜及泪液发生变化。

眼干燥症常见的症状有干涩感、异物感、烧灼感、痒感、畏光、眼红、视物模糊、视力波动等，这些症状通常下午或晚上较晨起时明显，在干燥干旱气候和空气污染环境中加重。轻度眼干燥症角结膜上皮表面可无损害征象；中度眼干燥症荧光素着染可显示角膜上皮的损害部位，睑裂区或下方点状着染；严重的眼干燥症着染更广泛，在暴露区会出现结膜角质化和角膜前中央区丝状角膜炎，荧光点状着染、融汇和扩散。

眼干燥症的常用检查方法包括基础泪液分泌试验、泪膜破裂试验和角膜荧光素染色试验。泪液分泌试验可以用来检测水液层泪液的量，泪膜破裂时间可以用来检测泪膜脂质层的功能，角膜荧光素染色试验可以反映角膜上皮的完整性及眼表的损害程度，从而间接反映泪膜的功能。在各项评价指标中，泪膜破裂时间被认为是评价泪膜稳定性的很有价值且很直接的检查方法。糖尿病患者发生眼干燥症可能的相关因素如下。

1. 泪液成分、泪膜稳定性和渗透压的改变

2 型糖尿病患者的高血糖抑制角膜神经的传导和结膜杯状细胞的增殖，造成泪液分泌抑制和黏蛋白分泌量下降，最终导致患者泪膜成分和稳定性均遭到破坏，因而糖尿病患者泪膜可在短时间内遭到破坏。糖尿病患者泪液中的葡萄糖含量升高可导致其泪液渗透压升高，泪液渗透压的升高会使胶蛋白发生改变，而胶蛋白的改变又可引起泪膜的稳定性发生改变，进而加剧泪液渗透压的升高。

2. 炎症

眼表面的炎症反应是影响眼干燥症病情的重要因素。大量研究显示，细胞因子 IL-1α、IL-6、IL-8、TNF-α 和 TNF-β 的表达水平在正常人与眼干燥症患者之间有着明显的差异，在严重眼干燥症患者的泪液和结膜上皮细胞中，上述细胞因子的含量明显增加，且与眼干燥症的严重程度相关。乳铁蛋白（lactoferrin，LF）是一种存在于哺乳动物乳汁、泪液和滑膜液等外分泌腺中的糖蛋白，具有抗感染、调节炎症和免疫反应的作用。糖尿病患者泪膜中的蛋白含量随着病程的延长而减少，其中溶菌酶、LF 等在增生型糖尿病视网膜病变患者的泪膜中下降得更为明显。炎症反应是影响糖尿病眼干燥症病情的重要因素。

3. 细胞凋亡

细胞凋亡是由基因控制的主动性、程序化的细胞死亡，是维持机体组织正常生理功能的一种有益机制。虽然细胞凋亡在许多组织中是有益的，但眼表细胞的凋亡在眼干燥症的发病机制中却占有非常重要的地位，大量研究显示，眼表各类细胞之间的凋亡失衡是导致眼干燥症发生的关键因素。2 型糖尿病患者眼表改变是致炎因子与凋亡失衡

共同作用的结果，2 型糖尿病患者的眼表上皮存在大量的凋亡细胞，凋亡细胞可损害结膜组织的结构和功能，而促凋亡因子与致炎因子表达的增加可激活凋亡通路，促进泪膜发生改变，从而使 2 型糖尿病患者更易发生眼干燥症。

4. 性激素

眼是性激素作用的靶器官之一，性激素的水平对泪腺正常功能的维持具有重要的作用。眼干燥症患者中女性明显多于男性，这是因为雄激素对泪腺的形态、生理和免疫具有调节作用，并可调节睑板腺向泪膜中分泌油脂，雄激素的缺乏常伴随睑板腺功能的降低，从而影响泪膜的稳定性，最终导致眼干燥症的发生。

5. 神经调节

泪腺分泌受多种因素的控制和调节，其中神经调节是重要的一环。研究显示，糖尿病患者角膜的敏感度较正常人低，且随糖尿病视网膜病变的加重，角膜知觉逐渐降低，一方面，角膜知觉减退会使角膜经反射弧传导至大脑系统的神经冲动减少，接着大脑下传到泪腺的神经冲动也会减少，进而引起泪液基础分泌量减少；另一方面，角膜知觉减退后，相应的瞬目频率会减少，这就导致泪液蒸发加强，影响胶蛋白在眼表的均匀分布，从而使水液层和脂质层无法很好地附着，影响泪膜重建，从而诱发眼干燥症。

对于糖尿病患者眼干燥症的治疗，首先应将血糖控制平稳，其次了解其病因及分类，针对不同的病因和临床类型及症状进行治疗。目前针对糖尿病眼干燥症主要进行改善眼睛干涩症状、缓解视疲劳及其他改善眼部症状的治疗。常用的药物主要为促泪液分泌剂、皮质类固醇和环孢素 A、非甾体抗炎药、人工泪液等。

第十一节　糖尿病性新生血管性青光眼

新生血管性青光眼（neovascular glaucoma，NVG）是指虹膜和小梁表面有新生的纤维血管膜，使虹膜和小梁与角膜后壁粘连而造成的青光眼。NVG 是一种破坏性强、致盲率高的疾病，其发病原因及诱因有很多，其中糖尿病视网膜病变和视网膜中央静脉阻塞最为常见。糖尿病性 NVG 是广泛的视网膜缺血后，纤维血管组织在虹膜、房角增生，形成新生血管膜阻塞小梁网，或虹膜新生血管膜收缩向前牵拉，色素膜外翻致周边虹膜前粘连、进行性房角关闭而产生的眼压增高导致的。与普通的青光眼不同，糖尿病并发 NVG 病情更为复杂，治疗更为困难，即使治愈，患者的视力也较以前大大降低。

NVG 的发病机制与视网膜缺血缺氧等因素诱发形成血管生长因子密切相关，与血管形成有关的因子众多，包括血管内皮生长因子（VEGF）、白细胞介素 -6（IL-6）、富含半胱氨酸蛋白 61（cysteine-rich 61，Cyr61）等，在一系列体内体外模型研究中均已证明 VEGF 是一种内皮细胞特异性有丝分裂原和血管生长诱导剂。此外，有研究发现，在 NVG 的发病过程中，VEGF 起着关键性的作用，其发病机制为眼部病理性缺血缺氧（其中以视网膜缺血缺氧最为重要），引起 VEGF 表达增加，致使眼内新生血管的生成。VEGF 是一种可溶解和易扩散物质，作用于病变的组织，可刺激毛细血管内皮细胞增生和移行，诱发虹膜、房角及视网膜形成新生血管。

糖尿病并发 NVG 通常是两眼同时发病，即使有少数患者在发病初期的时候只表现为单眼并发青光眼，在病情不断发展的过程中，另外一只眼通常也会发病。NVG 的临床病理过程一般可分为三期，即青光眼前期、开角型青光眼期及闭角型青光眼期。青光眼前期：可查见虹膜表面及房角新生血管，但眼压仍在正常范围；开角型青光眼期：新生血管数量增多，大量新生血管及纤维血管膜覆盖于虹膜表面，小梁网滤过功能受阻，眼压增高；闭角型青光眼期：新生血管收缩，使虹膜根部提高到 Schwalbe 线，致周边虹膜前粘连，房角逐渐关闭，瞳孔缘色素外翻，眼压明显升高，最终导致视功能急剧丧失。糖尿病性 NVG 的治疗包括以下几方面。

（1）控制血糖：糖尿病视网膜病变是形成糖尿病性 NVG 的最常见病因之一，在糖尿病初期，患者即应注意血糖的控制，尽量延迟糖尿病视网膜病变的发生。

（2）抑制新生血管的形成：VEGF 是导致 NVG 的关键因子，从 NVG 患者的房水中检测到明显高浓度的 VEGF。如今常用的抗 VEGF 药物有贝伐珠单抗、雷珠单抗、哌加他尼钠、阿柏西普和康柏西普。

（3）降眼压药物治疗：糖尿病患者发生 NVG 时，通常采用较有效的降眼压药以防止视力丧失、减少疼痛及减轻 NVG 的相关不适。由于新生血管会导致前房角阻塞或关闭，临床治疗时常使用抑制房水生成的药物，如 β 受体阻滞剂、肾上腺素受体激动剂、碳酸酐酶抑制剂等。严重时通过甘露醇等高渗溶液增加血浆渗透压，使玻璃体容积减小而降低眼压。

（4）手术治疗：由于糖尿病性 NVG 患者前房角大多发生关闭，单独药物治疗常难以奏效，需进行手术治疗，主要手术方式包括减少房水生成的睫状体破坏术、促进房水排出的滤过手术及引流阀植入术。

综上，糖尿病性 NVG 的危害极大，致盲率很高，在糖尿病诊断的初期积极控制血糖，对糖尿病性 NVG 的预防至关重要。临床治疗糖尿病性 NVG 的主要目标是积极降低眼压，减少患者的痛苦，尽量保存视力。尽管用于控制糖尿病性 NVG 的方法较多，但单一治疗方法难以达到治疗目的。近年来许多学者主张采用联合手术治疗，包含病因治疗、视网膜缺血治疗及控制眼压治疗的综合治疗方案，而早期预防仍是关键所在。

第十二节 糖尿病与屈光不正

屈光不正是指外界物像在无调节状态下经眼的屈光系统屈折后，不能准确聚焦于眼底视网膜形成清晰图像的一种疾病。屈光不正分为近视、远视及散光 3 种类型。聚焦在视网膜之前的，为近视；聚焦在视网膜之后的，为远视；不能聚焦形成焦点的，为散光。

近视的主要病理改变是脉络膜血管层退行性变、视网膜变薄、视网膜色素上皮层和感光细胞层及整个视网膜的萎缩变性及裂孔形成，近视程度越重，上述表现越明显。

糖尿病性屈光不正的病因很多，主要为血糖浓度的改变，其受累成分多为晶状体。当血糖浓度升高时，葡萄糖及其代谢产物进入晶状体，晶状体皮质发生一过性屈光指数改变，当组织内盐分随糖大量排出时，渗透压降低，眼房水的渗透压也随之降低，使水分子进入晶状体中，晶状体因过度吸入水分而凸度增加，屈光力增强，使平行光线进入眼内后过早聚焦于视网膜前，形成一过性低度近视。

　　血糖与屈光不正密切相关，血糖升高会出现近视性屈光不正，随着血糖的下降，会出现波动性屈光不正。胰岛素是糖尿病治疗过程中非常重要的药物之一，在治疗过程中往往有一过性视物不清出现，是胰岛素性屈光不正，血糖下降越快，越易出现远视性屈光不正，但随着时间的推移，这种屈光不正会完全恢复。初次应用胰岛素的糖尿病患者，一过性屈光不正发生率为 36.9%。屈光变化的程度和性质与血糖变化程度、三酰甘油及年龄有关，与胰岛素用量及 HbA1c 无关。

　　糖尿病视网膜病变是世界范围内引起失明和低视力的主要疾病之一，其中糖尿病患者视网膜病变的患病率高达 10%，而一系列的系统和眼局部因素均可影响其发生和进展。因此，了解这些危险因素有助于预测糖尿病视网膜病变预后并对其进行危险分层，那么屈光不正对糖尿病视网膜病变有怎样的影响呢？有研究表明，近视者的眼轴较正视眼和远视眼长，相应的视网膜的面积增大，视网膜的血管也较细长，使血管的压力衰减系数增大，从而使近视较正视和远视的末梢血管灌注压低，造成糖尿病视网膜病变的患病率下降。此外，也有研究表明患者近视度数越小，其糖尿病视网膜病变的程度就越重，可能由于糖尿病视网膜病变患者全身动脉硬化性病理改变，导致眼动脉的外周循环阻力增加、远端组织血流灌注不足，进而造成视网膜缺血及近视度数小的糖尿病视网膜病变患者更容易发生慢性缺血再灌注损伤，而最终通过血管内皮生长因子途径诱导新生血管形成。

　　目前的研究均表明，近视是糖尿病视网膜病变发病的保护因素，但具体机制还不清楚，大多数理论将焦点放在近视发展过程中眼轴增长所引起的眼球病理性改变。随着近视的发展，眼轴增长、巩膜壁延伸、眼后极部变形，眼灌注压下降、视网膜血流速度减慢。早期糖尿病视网膜病变主要是血管周围及血管内的病理性改变引起的，而重度非增生型、增生型糖尿病视网膜病变的发病主要由血管外因素引起。视网膜血流速度减慢，血管渗漏减少，故渗漏物质所引起的巨噬细胞聚集减少，从而减弱了巨噬细胞所引起的视网膜增殖性病变。此外，高度近视时脉络膜视网膜萎缩，视网膜代谢率下降，氧更易透过视网膜，弥散阻力减弱，这些均可防止糖尿病视网膜病变的发生。

综上，糖尿病与屈光不正之间相互联系、相互作用。近视性屈光不正是防止糖尿病视网膜病变的保护性因素，而且随着近视度数的增加，保护程度增加。

第十三节　糖尿病真菌性角膜炎

真菌性角膜炎是由致病真菌引起的感染性角膜病变，是感染性角膜病致盲的主要原因之一。真菌是微生物环境中正常的组成部分，一般情况下角膜极少发生真菌感染，发病常与外伤有关，特别是植物性外伤，致伤物如稻谷、植物枝叶、尘土等常有真菌存在，此外，配戴隐形眼镜也是常见诱发因素。近年来，我国真菌性角膜炎发病率呈逐渐升高趋势，其起病缓慢，病程长，可持续达 2～3 个月。

随着糖尿病的发病率在世界范围内日益升高，与糖尿病相关的眼科疾病也得到了广泛重视。糖尿病可引起角膜每一层结构的异常，如角膜溃疡反复发作、角膜水肿等。与普通人群相比，糖尿病患者继发真菌感染的发病率要高出 3 ～ 4 倍。目前研究报道，糖尿病真菌性角膜炎的主要病原菌为镰刀菌和曲霉菌，不过在不同国家和地区有明显的差别。

从发病机制来看，致病真菌入侵破损角膜后，可在角膜组织内生长繁殖，并通过产生的真菌可溶性抗原、蛋白溶解酶、真菌毒素等促进菌丝在角膜内扩散，导致角膜产生严重的炎症反应，严重情况下可导致角膜穿孔、真菌性眼内炎、前房积脓、葡萄膜炎等。

糖尿病患者长期高血糖引起的代谢改变可能诱发角膜神经分布、形态、结构的改变，故糖代谢障碍导致角膜感觉受累，角膜感觉阈值升高，角膜知觉减退，而角膜知觉减退使患者对病变不敏感，故糖尿病患者真菌性角膜炎就诊时间较非糖尿病患者晚。糖尿病真菌性角膜炎患者早期无明显眼部症状，出现不适时主要表现为患眼红肿、疼痛、异物感、畏光流泪、分泌物增多、视物模糊等主观症状。裂隙灯显微镜下检查主要表现为角膜溃疡，角膜有乳白色浸润灶，呈膏状，略隆起于角膜表面。

糖尿病真菌性角膜炎的确诊基于以下任何一项：①角膜刮片物涂片发现真菌成分；②涂片未发现真菌成分，但同一种真菌可在一种以上的培养基上生长；③在一种固体培养基上，真菌在接种面呈汇合式生长；④角膜组织病理学检查显示真菌成分。全身情况检查为实验室检查，包括血常规、尿常规、生化常规等，以及检测患者的血糖水平，了解患者的全身状况。

糖尿病患者在确诊真菌性角膜炎后，首先应积极控制血糖，其次要立即进行综合抗真菌治疗，主要包括以下三点。①眼表病灶局部清理：用抗生素滴眼液（常用药物为喹诺酮类抗生素）联合抗真菌滴眼液点眼，症状较重患者首选纳他霉素滴眼液，确诊为曲霉菌感染时加用氟康唑滴眼液，抗生素滴眼液与抗真菌滴眼液交替各滴眼 3 次后，以盐酸布比卡因滴眼液点眼 3 次，进行表面麻醉，在显微镜下用消毒小圆刀片仔细刮除角膜溃疡病灶，避免损伤正常角膜上皮，直至表面牙膏状物质清除干净，再用消毒棉棒蘸取碘伏（聚维酮碘）溶液涂擦创面，按压 2 分钟，然后用生理盐水冲洗干净结膜囊。对于重症感染者创面加敷两性霉素 B 粉剂 5 分钟，然后用生理盐水冲洗干净。2 ～ 3 天清创 1 次，直至创面明显好转。②药物治疗：症状较重患者选用纳他霉素滴眼液点眼，每 1 ～ 2 小时 1 次；曲霉菌感染者加用氟康唑滴眼液点眼，每 1 ～ 2 小时 1 次，睡前用氟康唑眼膏涂眼 1 次。口服伊曲康唑胶囊，首服剂量为每天 400mg，后改为每天 200mg，连续治疗 2 周。③手术治疗：重症感染者药物疗效不佳、病灶扩大或穿孔者，可行穿透角膜移植术，严重眼内炎者行眼内容物摘除术。

糖尿病真菌性角膜炎疗效标准如下。①治愈：症状消失，角膜病灶消失，荧光素钠无染色，无继发性青光眼、真菌性虹膜炎、葡萄膜炎、真菌性眼内炎等并发症，无前房积脓，视力较治疗前提高 2 行以上（视力表测试）；②好转：症状明显减轻，溃疡面积明显缩小，极少量荧光素染色，无并发症，前房积脓减少或者消失，视力无下降或提高 2 行以内；③无效：症状无缓解或加重，角膜病灶无缩小或继续扩大，角膜穿孔，或发生继发性青光眼、虹膜炎、眼内炎等并发症，前房积脓明显增多，视力下降。

综上，目前我国真菌性角膜炎发病率较高，而在糖尿病患者中更易发生，在发病之初，就应得到患者及医生的高度重视，给予相应积极的处理，以防产生不良后果。

第五章

糖尿病神经病变

第一节 糖尿病神经病变概述

随着糖尿病患病率逐年上升，糖尿病神经病变的患者也逐年增多。一些大型观察性研究显示，至少 20% 的 1 型糖尿病患者在 20 年后会出现糖尿病神经病变。糖尿病病程在 10 年以上的患者，常有明显的临床糖尿病神经病变，其发生风险与糖尿病的病程、血糖控制不佳等相关。

糖尿病神经病变是指糖尿病的慢性高血糖状态及其所致各种病理生理改变而导致的神经系统损伤，可累及全身神经系统任何部分，是糖尿病最常见和最复杂的并发症。根据神经系统受累部位的不同，糖尿病神经病变有多种形式，包括糖尿病中枢神经病变和糖尿病周围神经病变。

糖尿病中枢神经病变（diabetic central neuropathy，DCN）是指大脑、小脑、脑干及脊髓的神经元及其神经纤维的损伤。其临床表现缺乏特异性，主要表现为轻度或中度的语言学习能力、逻辑推理能力、近期记忆力、注意力等认知功能下降。研究显示，糖尿病患者痴呆比例明显增加，常伴有认知功能障碍，如学习和记忆等脑功能损害。

糖尿病周围神经病变（diabetic peripheral neuropathy，DPN）是指在排除其他原因的情况下，糖尿病患者出现周围神经功能障碍相关的症状和（或）体征。糖尿病周围神经病变是糖尿病神经病变中最常见的一种形式，糖尿病患者诊断 10 年内常有明显的临床糖尿病周围神经病变发生，其患病率与病程相关。神经功能检查发现 60% ~ 90%

的患者有不同程度的糖尿病周围神经病变，30% ～ 40% 的患者无自觉症状。糖尿病周围神经病变在吸烟、年龄＞ 40 岁及血糖控制差的患者中患病率更高。糖尿病远端对称性多发神经病变（distal symmetric poly neuropathy，DSPN）是具有代表性的糖尿病神经病变，可能会影响至少 10% ～ 15% 的新诊断的 2 型糖尿病患者，10 年后则会达到50%。此外，痛性糖尿病神经病变（painful diabetic neuropathy，PDN）是以疼痛为主要表现的一类神经病变，是目前临床上最复杂、最难治的糖尿病周围神经病变之一。

糖尿病自主神经病变（diabetic autonomic neuropathy，DAN）也是糖尿病周围神经病变常见的并发症，可累及心血管系统、消化系统、泌尿生殖系统、体温调节、泌汗功能及神经内分泌功能等。常见的症状包括静息性心动过速、直立性低血压、腹泻、便秘、胃轻瘫、排尿障碍、勃起功能障碍、汗液分泌功能紊乱、低血糖相关性自主神经功能紊乱等。心血管自主神经病变为自主神经功能异常中最严重的类型，可引起恶性心律失常、心源性猝死等威胁生命的心血管事件。

糖尿病神经病变既可以影响中枢神经系统，又可以影响周围神经系统，如果不加以控制，将严重影响患者健康，导致糖尿病患者的病死率和致残率升高，而且带来复杂的护理、医疗问题，是造成糖尿病患者反复住院的主要原因。糖尿病患者可定期进行筛查及病情评价：所有 2 型糖尿病患者确诊时和 1 型糖尿病患者诊断 5 年后，均应进行糖尿病神经病变筛查，随后至少每年筛查一次；对于糖尿病病程较长，或合并有眼底病变、肾病等微血管并发症的患者，应该每隔 3 ～ 6 个月进行复查。患者需加强足部护理：罹患周围神经病变的患者都应接受足部护理的教育,以减少足部溃疡的发生。此外,患者需戒烟、戒酒,合理控制饮食,养成良好的运动习惯。有研究证实生活方式干预可以改善糖尿病前期患者的中枢及周围神经系统功能,运动能够促进 2 型糖尿病患者的神经再生。

如果糖尿病患者合并有以下一个或多个症状,就要怀疑是否已经发生糖尿病神经病变,并及时到医院就诊。

(1)足趾、手指有刺痛、蚁行感和烧灼感。

(2)足部常在不知不觉的情况下被烫伤或出现水疱、红肿。

(3)有下肢疼痛或麻木、走路无力并经常跌倒的情况。

(4)有腹胀、餐后不适、恶心、呕吐或经常便秘。

(5)皮肤容易受伤,且伤口易溃烂、经久不愈。

(6)常在起床或上厕所站起时突然晕倒。

当前针对糖尿病神经病变综合性防治仍为最佳策略。在严格控制血糖的基础上,制订切实可行的治疗方案,包括纠正代谢紊乱、改善微循环、营养神经等对因治疗,控制疼痛、改善神经病变引起的麻木等不适,以及进行心理调节治疗等,改善患者临床症状,提高患者生活质量。

第二节 糖尿病中枢神经病变

糖尿病神经病变是由长期高血糖引起体内代谢紊乱、微循环障碍,造成神经缺血、缺氧而逐渐发生的,可累及全身各部位的神经组织,是糖尿病最常见的慢性并发症之一。而糖尿病中枢神经病变是指大脑、小脑、脑干、脊髓 1 级运动神经元及其神经纤维、在脊髓内上行的感觉神经纤维的损伤。现在有越来越多的证据证明糖尿病患者发生中枢神经系统损伤并不鲜见。在 2 型糖尿病（type 2 diabetes mellitus，T2DM）患者中，中枢神经系统并发症患病率为 10.8% ～ 17.5%，1 型糖尿病患者中枢神经受损率较 T2DM 患者低，其临床表现缺乏特异性，主要表现为功能障碍、神经精神行为异常（学习记忆力、空间认知力、语言理解力和表达力的下降）及神经生理检查异常等。

糖尿病神经病变患者神经系统各个部位均可受损，部分患者可同时几个部位受损，临床表现各异，从而给糖尿病神经病变的诊断和治疗带来了较大的挑战。目前，糖尿病中枢神经系统损害常见分型及临床表现如下。

1. 糖尿病性脑白质脱髓鞘

糖尿病性脑白质脱髓鞘是指由糖代谢紊乱导致已经发育成熟的正常髓鞘磷脂被破坏。研究发现，T2DM 患者较正常人更易发生脑白质病变，且 T2DM 导致的高胰岛素水平可加重脑白质病变患者的病情。由此可见，T2DM 可能通过导致并加重中枢神经纤维的髓鞘损害，而损伤中枢神经系统的功能，造成 T2DM 患者认知功能下降。

2. 糖尿病性脑萎缩

糖尿病性脑萎缩是指由高血糖导致脑组织本身发生器质性病变而产生萎缩的一类神经精神性疾病。T2DM 患者脑萎缩的发病率较高，其中男性患者为 47%，女性患者为 43%。T2DM 患者大脑颞叶、顶叶及边缘系统存在广泛脑区萎缩，其中海马是早期受累的脑区。T2DM 患者皮质萎缩可导致其注意力、执行功能、抽象推理能力、视觉结构功能及信息处理速度下降，其中侧脑室周围皮质萎缩可导致信息处理速度和记忆速度受损。

3. 糖尿病认知功能障碍与痴呆

糖尿病认知功能障碍主要为轻度认知功能障碍，影响记忆、语言、视空间、执行、计算和理解判断等方面。糖尿病轻度认知功能障碍可发展为痴呆。

4. 糖尿病性脑软化

糖尿病性脑软化是指糖尿病脑血栓形成、糖尿病脑动脉痉挛、糖尿病脑栓塞和脑血循环功能不全导致脑组织变软、液化、坏死。这类疾病主要为糖尿病脑血管病造成的损伤。研究发现，T2DM 可并发症状性或无症状性腔隙性脑梗死，使脑血流量减低，从而影响大脑功能；还可能通过加重脑白质髓鞘损害，降低中枢神经纤维的传导速度，使患者信息处理能力下降。有学者认为，脑血流量减少和血流速度降低可使大脑加工、整合信息等功能受到抑制，可能是 T2DM 患者出现认知功能减退的重要原因之一。

5. 糖尿病性癫痫

癫痫是慢性反复发作性短暂脑功能失调综合征。糖尿病性癫痫主要由低血糖诱发，以脑神经元异常放电引起癫痫反复发作为特征。

6. 糖尿病性锥体束损伤

锥体束是由大脑、脑干、脊髓中下行的运动神经纤维组成的神经纤维束，包括皮质脊髓束和皮质脑干束，为有髓鞘粗神经，起止距离长，容易受损。糖尿病患者易合并锥体束损伤，导致运动神经系统出现不同程度的病理损伤。

7. 糖尿病性脊髓病

糖尿病性脊髓病包括糖尿病性共济失调、糖尿病肌萎缩、糖尿病性脊髓软化及糖尿病肌萎缩侧索硬化综合征。糖尿病性脊髓病患者一般为重型糖尿病、病程比较长且病情控制不佳的患者，脊髓的损害大多位于下胸段。该类患者周围神经受损表现比较显著，踝反应呈对称性减退或消失。

糖尿病中枢神经病变的发病机制复杂。近年来，糖尿病中枢神经系统微血管病变越来越引起临床医师的重视。血脑屏障是脑微血管独特的生理功能，它可保护大脑不受环境毒素和反应性抗体的影响，并具有转运营养物质和神经递质前体的功能。研究发现糖尿病患者普遍存在脑微血管病变，其可导致血脑屏障的破坏，致使脑微循环的血流动力学、毛细血管神经递质活性及微血管生化性质改变，随着病程的延长，血脑屏障的破坏更加明显，因而导致中枢神经系统病变进一步加重。研究发现代谢因素，如血浆高渗透压、酸中毒、酮症、高同型半胱氨酸、缺氧、电解质紊乱、高血糖等均可直接影响神经传导速度及神经递质受体（如阿片受体）的功能。糖尿病酮症酸中毒和非酮症性高渗状态下，中枢神经系统可发生严重失代偿。除此之外，脑源性神经营养因子（brain-derived neurotrophic factor，BDNF）、糖基化终末产物、氧化应激、炎症、一氧化氮（nitric oxide，NO）、遗传等可能与糖尿病中枢神经系统损伤有关。

目前，临床上对于糖尿病神经病变的治疗还无十分有效的根治方法。早期有效干预神经病变可防止病变发生或延缓病变发展。因而，对糖尿病神经病变应采取早期综合治疗，改善或消除患者疼痛等症状，修复受损神经结构或功能。

第三节　糖尿病周围神经病变

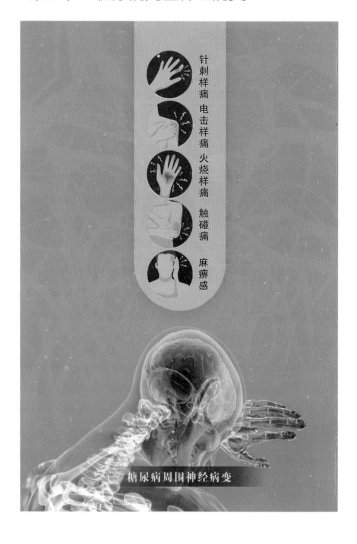

糖尿病周围神经病变（diabetic peripheral neuropathy，DPN）是指在排除其他原因的情况下，糖尿病患者出现周围神经功能障碍相关的症状和（或）体征，约占糖尿病神经病变的 75%。DPN 包含脊神经、脑神经及自主神经病变，分为远端对称性多发神经病变、近端运动神经病变、局灶性单神经病变及非对称性多发局灶性单神经病变、多发神经根病变和自主神经病变。而糖尿病远端对称性多发神经病变（distal symmetric poly neuropathy，DSPN）即狭义 DPN，是 DPN 最常见的类型（占 95%），也是具有代表性的糖尿病神经病变。DSPN 是糖尿病足、溃疡、感染及截肢发生的主要原因之一，给患者造成极大的痛苦，严重影响其生活质量。

DSPN 病情多隐匿，进展缓慢，主要症状为四肢末端麻木、刺痛、感觉异常，通常呈手套或袜套样分布，多从下肢开始，对称发生，夜间症状加剧。体格检查发现患者足部皮肤色泽黯淡，汗毛稀少，皮温较低，痛温觉、振动觉减退或缺失，踝反射正常或仅轻度减弱，运动功能基本完好。

目前，DPN 的发病原因和发病机制尚未完全阐明，研究认为与高血糖、血脂紊乱、慢性炎症所导致的氧化应激、血管性缺血缺氧等有关，此外，神经生长因子缺乏、自身免疫因素、维生素缺乏、遗传和环境因素等多因素也可能参与其中，这些病变导致神经细胞损伤，使无髓鞘神经纤维轴突变性、消失，有髓鞘神经纤维节段性或弥散性脱髓鞘。

研究发现，约 50% 的 DPN 患者并没有症状，尤其是在疾病发展早期，这些患者处于足损伤的高风险中，随着病情的进展，可能出现足溃疡甚至截肢，这在非创伤性低位截肢中占首位，而截肢后患者的病死率高达 1% ～ 13%。故糖尿病患者并发周围神经病变后需注意以下几点，以防足部受到意外伤害。

1. 生活方式干预

正确合理的饮食是控制血糖的基础。根据患者个人饮食习惯制订相应方案，从而控制总热量，保证患者营养均衡，指导患者食用低盐、低脂肪、清淡易消化、富含维生素饮食，并戒烟限酒。此外，适当的运动可以促进肌肉和组织对葡萄糖的吸收与利用，降低血糖，改善胰岛素抵抗及微循环，有利于 DPN 的好转。医务工作者可根据患者的年龄、病情、活动能力、兴趣爱好，指导患者选择合适的运动方式，制订恰当的运动方案，并长期坚持。同时，患者应重视运动前、运动中和运动后的感觉，防止意外发生。

2. 良好控制血糖，纠正血脂异常，控制高血压

研究已证实 1 型糖尿病和 2 型糖尿病的血糖控制情况、糖尿病病程及与两者相关的危险因素（如高血压、吸烟、肥胖、三酰甘油）均会导致 DNA 损伤、内质网应激、线粒体功能障碍、细胞损伤等。良好的代谢控制是防治 DPN 最有效的方法，可以阻止或延缓 DPN 的进展，早期强化降糖治疗可减少 1 型糖尿病和 2 型糖尿病患者 DPN 的发生。强化降糖措施对于病程较长的 2 型糖尿病患者的神经病变治疗并无优势。因此，对于 1 型糖尿病和 2 型糖尿病患者，应根据临床特征制订合理的血糖干预策略，以应对周围神经病变。在 2 型糖尿病患者中除控制血糖外，对于作为重要危险因素参与 DPN 发生的代谢综合征组分（如高脂血症、肥胖、高血压）也应积极控制，除严格平稳降糖外，还应积极降压、调脂、减肥、改善不良生活习惯等，以预防

DPN 的发生和发展。

3. 加强足部护理

糖尿病患者存在血管病变和周围神经病变时，常导致足部血液循环不足及保护性感觉减弱或消失，足部易发生溃疡、感染和坏疽甚至截肢。所以足部护理的关键是预防皮肤损伤和感染。

（1）足浴温度不宜过高。由于 DPN 患者对热刺激的敏感性降低或消失，在足浴时被烫伤时有发生，因此，患者切勿用自己的双脚直接试水温，可准备一个温度计以便测量水温，或由家人代为试水温。由于夏季天气炎热，足浴的水温应偏低，以 30 ～ 35℃为宜；冬季水温可偏高些，以 35 ～ 40℃为宜。此外，在洗澡、泡温泉时也需注意水温是否合适，以防烫伤。

（2）远离热源。冬季 DPN 患者应注意避免身体、双脚直接接触暖气、电热毯和热水袋等热源，尤其是睡觉时，以防止烫伤。

（3）远离危险物品。糖尿病并发周围神经病变后，患者对疼痛的感觉降低甚至消失，导致其被钉子等扎到后并无任何不适而不能及时察觉到，更有甚者因未能及时取出异物，最终导致溃疡甚至截肢的悲剧发生。因此，糖尿病患者在穿鞋前要仔细检查鞋内是否有钉子、瓜子皮等异物。每晚睡前足浴时要检查双脚是否被异物刺伤。避免赤脚在外行走，尤其是赤脚在沙滩上行走，在沙砾、尖石、烫砾、烫石路等路面行走时要格外小心，尽量穿厚底鞋，夏季尽量不要穿凉鞋或凉拖。

（4）每天涂抹润肤霜，按摩足部，正确修剪趾甲和选择合适的鞋子、袜子；每日检查足部皮肤颜色、温度，观察有无水肿、破溃等。

4. 定期进行筛查及病情评价

《糖尿病周围神经病变临床诊疗规范》建议全部糖尿病患者应该在诊断为糖尿病后至少每年筛查一次 DPN；对于糖尿病病程较长，或合并有眼底病变、肾病等微血管并发症的患者，应该每隔 3 ～ 6 个月进行复查。2017 年 ADA 指南建议所有的 2 型糖尿病患者及 1 型糖尿病患病 5 年的患者：至少每年对 DPN 情况进行一次评估；对前期有 DPN 症状的人群要进行筛查；在评估中也要对小纤维和粗纤维的功能进行评估；在患者具有非典型临床特征、诊断不明确，或者怀疑有不同的临床特征的情况时进行筛查。《中国 2 型糖尿病防治指南（2017 年版）》建议：2 型糖尿病确诊时、1 型糖尿病诊断 5 年后，至少每年筛查一次 DPN。

糖尿病患者并发周围神经病变起病隐匿，病情进展缓慢，如能早期发现、早期诊断、早期治疗，并进行必要的足部护理，能有效避免足部溃疡、坏疽、截肢等严重后果的发生，进而降低 DPN 患者的致残率，提高糖尿病患者的生活质量。

第四节　糖尿病周围神经病变的治疗

糖尿病周围神经病变（DPN）是糖尿病常见并发症之一，发病率高达 60% ～ 90%，可累及感觉、运动及自主神经。当 DPN 合并下肢供血不足时，可导致足部溃疡、坏疽甚至截肢，给患者带来极大的痛苦，严重影响患者的生活质量。如何有效预防、治疗 DPN 已成为目前重要的公共卫生问题之一。

1. 内科治疗

（1）控制血糖：慢性持续性高血糖是糖尿病患者发生 DPN 的根本原因。研究发现，强化血糖治疗对于 1 型糖尿病患者在延缓 DPN 的发展和降低患病率方面较 2 型糖尿病患者效果更加显著，治疗开始越早，治疗效果越显著。因此，积极严格地控制高血糖并保持血糖稳定是预防和治疗 DPN 的最重要措施。

（2）神经修复：DPN 发病过程中，神经生长因子等合成减少可抑制神经修复，周围神经微血管血流动力学及流变学的改变致使神经细胞缺氧，神经修复缺少必要原料。因此，补充神经生长因子、甲基维生素 B_{12} 等神经修复必不可少的原料及改善神经细胞缺氧的药物可通过增强神经元内核酸、蛋白质及磷脂的合成，刺激轴突再生，促进神经修复，维持神经结构完整，改善神经传导。常用药物有甲钴胺、神经生长因子等。

（3）抗氧化应激：代谢紊乱可引起线粒体功能障碍、氧化及抗氧化系统失衡，导致氧化应激而损伤神经细胞。α- 硫辛酸可进一步通过抑制超氧自由基的产生，抑制脂质过氧化，增加神经营养血管的血流量，改善 Na^+、K^+-ATP 酶活性，从而保护血管内皮功能，是抗氧化应激常用药物。此外，维生素 C、维生素 E 也是体内重要的抗氧化剂，但抗氧化作用不如 α- 硫辛酸。

（4）改善微循环：周围神经微血管血流动力学异常是导致 DPN 发生的一个重要因素。通过扩张血管、改善血液高凝状态和微循环，提高神经细胞的血氧供应，可有效改善 DPN 的临床症状。常用药物为前列腺素 E_1、贝前列素钠、西洛他唑、己酮可可碱、胰激肽原酶、钙通道阻滞剂和活血化瘀类中药等。

（5）改善代谢紊乱：通过抑制醛糖还原酶、糖基化产物、蛋白激酶 C、己糖胺通路、血管紧张素转换酶而发挥作用。常用药物为醛糖还原酶抑制剂，如依帕司他，通过阻断多元醇代谢而发挥作用，可显著减少细胞内山梨醇的合成及其在周围神经组织的沉积，减轻个体的氧化应激并抑制蛋白非酶糖基化，有效改善糖尿病神经病变。

（6）其他：如神经营养，包括神经营养因子、C 肽、肌醇、神经节苷脂和亚麻酸等。

（7）疼痛管理：DPN 患者中有 16% ～ 26% 表现为慢性神经性疼痛，严重影响了患者的睡眠及生活质量。《中国 2 型糖尿病防治指南（2017 年版）》指出可以使用抗惊厥药、抗抑郁药物、阿片类药物和辣椒素等治疗痛性糖尿病神经病变。此外，一些学者尝试非药物治疗手段，如心理治疗、经皮电神经刺激治疗和一些物理方法治疗，有效的非药物治疗方法可提高药物治疗的效果。

2. 外科治疗

高血糖导致山梨醇合成增多、糖基化终末产物生成增加等，造成神经肿胀、体积增加，因而导致外周神经在解剖狭窄区域易受到卡压。已发生病损的周围神经受到外卡压，导致神经内压升高，进一步加重神经缺血，从而形成恶性循环，不断加重周围神经病变。

许多诊断性超声研究发现，与正常人相比，DPN 患者周围神经确实发生了肿胀，横截面积明显增大。大量研究均证实周围神经减压术有助于改善嵌压部位的血流，改善疼痛等症状，并可降低肢体溃疡和截肢的发生率，为 DPN 的治疗提供了一种新途径。如果患者早期完成敏感性测试，行周围神经减压术，患者的神经功能可以恢复至接近正常。一旦发生溃疡，大部分的感觉轴突已经出现退化，只有保护性感觉可以通过外周神经减压术得到恢复。但并非所有的患者均适合手术治疗，四肢远端对称性的周围神经病变或血糖波动引起的急性痛性周围神经病变患者手术治疗并不能获益。

3. 中医治疗

DPN 中医防治指南认为，本病属中医"麻木""血痹""痛证""痿证"等范畴，由糖尿病日久，耗伤气阴，阴阳气血亏虚，血行瘀滞，脉络痹阻所致，属本虚标实证。其病位在脉络，内及肝、肾、脾等脏腑，以气血亏虚为本，瘀血阻络为标。

（1）方药或中成药：DPN 患者治疗应注重辨证，首先应辨虚实主次，本病属本虚标实之证，本虚以气虚、阴虚为主，渐至阴阳两虚，标实则责之瘀血、痰浊等，总以脉络不通为主，治疗当辨证施治。同时，瘀血既是病理产物，又是致病因素，遣方择药前提下，酌情选加化瘀通络之品，取其以通为补、以通为助之义。DPN 应分型论治，根据患者具体表现选择相应方药或中成药治疗。

（2）针灸疗法：能明显改善症状及神经传导速度，且操作方便，毒副作用小，疗效持久。有学者通过数据挖掘技术，形成了以足三里、三阴交、曲池为主的核心配伍，以膀胱经、胃经、脾经、大肠经为拓展选穴的配穴处方。该核心配伍功能上相辅相成，既恢复气血又调节脏腑功能，而且能改善阴虚燥热之标，可谓标本兼治。研究证实针刺治疗胃脘下俞、肺俞、胃俞、肾俞、三阴交、太溪能够降低患者血糖水平，提高胰岛素敏感性，周围神经病变局部针刺能明显提高痛阈和有效改善周围神经的微循环，消除局部炎症，促进水肿消退，加速局部变性、坏死物质的吸收，从而促进神经髓鞘及轴突再生。

（3）中药足浴：作为治疗 DPN 的辅助疗法，以中医辨证论治为原则，以藏象气血、经络传导学说及现代足部反射区理论为指导，多以活血、通络、化瘀、止痛、益气、温经、养阴等为治疗法则，选配适当的中药煎煮取汁泡脚，如使用红花、鸡血藤、川芎、牛膝、当归、丹参、赤芍、没药、桃仁、乳香等活血化瘀之品；透骨草、威灵仙、伸筋草、木瓜等祛风湿通经络之药，桂枝、艾叶等温经散寒之药，黄芪等健脾益气药。借助水的温热效应，药物离子透过皮肤、穴位、反射区直接吸收，经过经络传导，进入血经经脉输布全身进行综合调整或对病灶部位进行调整，发挥药理效应。足浴时间当以 30 分钟为宜，不应过长或过短。有研究发现对于 DPN 合并坏疽感染者，采用中药足浴辅助刮痧可以更好地起到舒经通络、行气活血、活血化瘀的功效，有效改善患者的神经功能。

DPN 现已成为一个日趋严重的临床问题，严重影响患者的生活质量，并给患者带来了沉重的经济负担。规范的综合性治疗是防治 DPN 的关键，可减慢或停止甚至逆转其病情进展，避免发生足部溃疡、坏疽、截肢等严重后果，提高患者的生活质量。

第五节 糖尿病脑病

糖尿病脑病（diabetic encephalopathy，DE）以脑萎缩、活性

氧积聚、脑血管病变为特点，表现为认知功能障碍，学习、记忆能力下降，并伴有大脑结构、神经生理及神经精神等方面的病理改变。其中，糖尿病是产生认知障碍和痴呆的相对独立而重要的危险因素。

目前，糖尿病脑病的发病机制尚无共识，较为一致的观点是，糖尿病相关的高血糖、高血脂、肥胖、胰岛素抵抗等因素导致脑部神经生理及结构改变，进而诱发认知功能障碍。糖尿病脑病的主要发病因素包括以下几点。

（1）高血糖：虽然大脑所需能量主要通过葡萄糖氧化代谢产生，但长期持续的高血糖也会导致大脑损伤。高血糖通过渗透损害作用和氧化应激对大脑神经元造成毒性损伤。同时慢性持续高血糖环境使晚期糖基化终末产物增加，糖基化终末产物与自由基联合产生氧化损害，可导致神经元损伤，并激活大脑的固有免疫细胞——小神经胶质细胞，对神经元造成损伤。因此，高血糖诱导的神经毒性是糖尿病脑病的发生机制之一。

（2）游离脂肪酸（free fatty acid，FFA）：在调节饮食与能量平衡过程中起重要作用。当体内脂肪酸产量超过了正常代谢速率时，其代谢中间产物（如二酰甘油、磷脂酸、溶血磷脂酸、神经酰胺等）就会不断积聚，这些中间产物可通过活化丝氨酸激酶来负反馈调节胰岛素的作用，从而诱导胰岛素抵抗（insulin resistance，IR）。研究发现，2 型糖尿病患者较健康人群大脑 FFA 量明显增多，FFA 水平的升高不仅可引起丙二醛等过氧化物水平升高和 BDNF 水平下降，还可通过增加氧化应激来损害神经发育，导致认知功能障碍，提示 FFA 的升高可导致糖尿病脑病的发生。

（3）BDNF：是神经营养因子家族的一员，广泛分布于大脑和周围神经系统，以海马及皮质区居多。BDNF 具有双重效应，当酪氨酸激酶 B 受体存在时，与其特异性结合诱导抗凋亡蛋白 Bcl2 的表达，促进神经细胞（尤其是海马神经）的增生；当酪氨酸激酶受体缺乏时，BDNF 与 P75 受体结合诱导海马神经元凋亡。有研究表明，糖尿病患者大脑中具有神经保护作用的 BDNF 的表达量较对照组确实有明显下降，提示 BDNF 参与了糖尿病认知功能障碍的发病过程。

（4）胰岛素抵抗：首先，在中枢神经系统中，胰岛素抵抗会导致大脑所需的主要能量来源发生变化，即结合在海马区的胰岛素对葡萄糖的利用减少，导致认知功能下降；其次，长期高胰岛素血症也可损害血脑屏障和胰岛素活性，使神经元长期暴露于高水平胰岛素环境中，导致神经元变性和记忆障碍；最后，在胰岛素抵抗作用下，胰岛素受体底物蛋白酪氨酸磷酸化水平下降，进而影响胰岛素的信号传递，从而使胰岛素介导的神经营养作用丢失，神经元更易受神经毒性的刺激，造成功能障碍和神经系统疾病的发生。

中枢胰岛素主要来源为胰腺，胰岛素透过血脑屏障进入大脑；但也有部分胰岛素直接产生于大脑局部，特别是下丘脑和海马部位，这些由大脑内源性合成的胰岛素不仅能调节血糖，而且具有神经营养因子的作用。正常生理情况下，胰岛素在中枢神经系统中具有升高血糖和抑制葡萄糖摄取的作用，这与在周围组织中降低血糖和促进葡萄糖摄取的作用相矛盾。海马组织中的葡萄糖代谢对外源性胰岛素敏感；而海马是大脑中主导学习、记忆、认知的重要区域，提示胰岛素在学习和记忆等高级智能活动中发挥重要作用。由此可见，正常状态下，胰岛素具有保护大脑、稳定大脑内环境的作用；反之，胰岛素代谢异常可使神经元变性或导致不可逆的认知损害。

　　胰岛素广泛分布于脑组织且在大脑各种生理过程中发挥重要作用，如新陈代谢、神经营养、神经调节、神经内分泌及参与学习和记忆功能等。胰岛素能作为神经营养因子，调节神经元生长和发育。当胰岛素抵抗时，胰岛素信号转导异常导致神经变性、促进糖尿病脑病的发生。有研究报道经鼻吸入胰岛素可治疗由胰岛素抵抗引起的相关认知功能障碍、神经退行性疾病；同时，有研究发现胰岛素增敏剂（吡格列酮等）对糖尿病患者认知功能障碍有改善作用；另外，胰高血糖素样肽 −1 等可通过增强大脑突触可塑性，使 β− 淀粉样蛋白诱导的神经元衰弱得到恢复，以降低糖尿病脑病的发病率。

　　随着糖尿病发病人群的不断年轻化，糖尿病脑病的发病率也日渐增高，严重影响人们的生活质量，因此，研究糖尿病脑病的发病机制及建立有效治疗措施刻不容缓。

第六节　痛性糖尿病神经病变的治疗

　　随着糖尿病病程的延长，合并的慢性并发症增多，患者症状逐渐加重，疼痛的负面刺激给躯体带来了极大的痛苦，同时，在疾病治疗的过程中，医疗费用的增加及需患者长期配合的饮食、用药等生活习惯的改变也给患者带来了很大的困扰。下面将介绍痛性糖尿病神经病变及其治疗方法。

　　痛性糖尿病神经病变（painful diabetic neuropathy，PDN）

是一种临床常见的感觉性周围神经病变，是由正常痛觉信号系统受损或功能紊乱引起的神经病理性疼痛，以对称性的肢体远端自发性疼痛、痛觉过敏或异常性疼痛为临床特征，常存在温痛觉的异常，严重者可致残、致死。相关临床研究表明，糖尿病周围神经病变患者中有16% ～ 26% 表现为慢性神经性疼痛，其严重影响了患者的睡眠及生活质量。

PDN 临床表现多样，以肢体远端对称性的疼痛和夜间加重为突出特点。患者的疼痛症状表现多种多样，如：①双侧烧灼样疼痛、闪痛或电击痛；②针刺感或刺痛；③行走痛，常描述为"赤脚走在热沙上"；④肌肉痉挛；⑤触碰床单后引起疼痛；⑥轻微刺激就可引起重度疼痛，常从足趾开始，随后双侧对称性扩展，呈套袜状分布并逐渐影响到足部和下肢。PDN 的疼痛多在夜间发作，严重影响睡眠，并且超过 2/3 的患者常伴有焦虑、抑郁等精神症状，生活质量明显下降。

由于痛性神经病变患者存在多种并发症，症状多样，治疗困难，同时许多患者伴随着不同程度的焦虑、抑郁、孤独感。因此，该类患者多采用综合治疗策略。

1. 控制代谢指标

多项观察性研究提示较高的血糖水平和血糖波动与 PDN 疼痛的发生及疼痛程度相关，血糖的波动幅度越大，患者感觉到的疼痛越剧烈。此外，血糖波动幅度较大的患者对痛觉的敏感性要比血糖小幅度波动的患者高。因此，有效控制血糖仍然是治疗 PDN 的重要措施。国际糖尿病控制与并发症试验委员会已发表声明，对患者血糖水平进行严格的控制可延缓痛性神经病变的发展速度，降低患者痛性神经病变的程度和发作频率。但是，对于严重高血糖的患者，降糖速度过快，会引起严重的 PDN 和自主神经病变。所以，积极严格地控制高血糖、平稳地降糖、保持血糖稳定是预防和治疗 PDN 的重要措施。

此外，PDN 患者常伴发心血管疾病，血脂异常、高血压、肥胖等心血管风险因素与 PDN 的发生也有关联，所以还需对伴发的心血管危险因素进行治疗。

2. 止痛治疗

《中国 2 型糖尿病防治指南（2013 年版）》通常建议采取以下用药顺序治疗糖尿病周围神经病变患者的疼痛症状：甲钴胺和 α- 硫辛酸、传统抗惊厥药（丙戊酸钠和卡马西平等）、新一代抗惊厥药（普瑞巴林和加巴喷丁等）、5- 羟色胺和去甲肾上腺素再摄取抑制剂度洛西汀、三环类抗抑郁药物（阿米替林、丙米嗪和新选择性 5- 羟色胺再摄取抑制剂西肽普兰等）。2017 年 ADA 指南指出糖尿病神经病变性疼痛的初始治疗建议使用普瑞巴林或度洛西汀；基于社会经济、并发疾病和可能的药物相互作用方面的考虑，加巴喷丁也可以作为起始治疗药物；三环类抗抑郁药物虽然尚未得到美国 FDA 的批准，但也能有效地治疗 PDN，可是需要注意该药严重的副作用；阿片类制剂（包括他喷他多）具有高度成瘾风险及其他并发症风险，不推荐作为治疗与糖尿病远端对称性多发神经病变有关疼痛的一线或二线药物。此外，当一种药物治疗效果不佳时，可采取联合用药，以缓解疼痛，改善患者的生活质量。

3. 心理支持

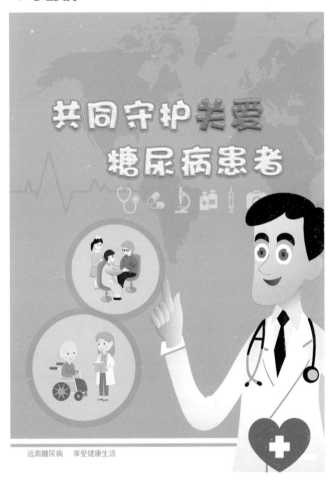

随着生物－心理－社会医学模式逐渐被人们接受，社会心理因素与躯体疾病的关系日益被重视。研究表明，痛性神经病变患者的疼

痛程度不仅与血糖波动有关，还与情绪有关。情绪较为激动的患者感受的疼痛程度比情绪平稳的患者大。对糖尿病患者进行心理干预，可较大限度地缓解患者焦虑、抑郁症状，使其树立战胜糖尿病的信心，有效改善病情、控制疾病进展。

医护人员应根据患者的文化水平、性别、病程、病变程度等情况选择不同心理护理手段进行心理辅导和干预，主动听取患者的倾诉，为患者创建良好的休养环境，用轻柔温和的语气与患者沟通，理解患者的愤怒情绪。在日常交流过程中医护人员应充分调动其内心积极向上的因素，通过多种途径为患者树立标榜作用，让其能够积极配合治疗。

4. 其他

研究发现，非药物治疗也可缓解 PDN 患者的疼痛，如针灸、经皮神经电刺激治疗、调频电磁刺激神经治疗、低强度激光治疗等，但目前尚缺乏完善设计的临床试验证实其疗效。另外，外科神经减压治疗也可能对 PDN 患者的神经功能有改善作用，缓解疼痛。

PDN 是一种跨专科的疑难疾病，可影响患者脊髓、下丘脑和大脑皮质等不同的神经组织，因此，其对常规药物治疗反应不一。此外，糖尿病神经病变造成的神经损害恢复比较缓慢，需要足够疗程的治疗，并根据患者意愿、经济条件、对药物的敏感程度等选择治疗方案和药物组合，以达到最佳治疗效果。

第七节　糖尿病神经源性膀胱

近年来，随着糖尿病患病率的不断攀升，糖尿病的相关并发症也越来越多地困扰着患者，糖尿病神经源性膀胱就是其中之一。糖尿病神经源性膀胱（diabetic neurogenic bladder，DNB）继发于糖尿病，又称糖尿病性膀胱病，是由长期高血糖导致支配膀胱逼尿肌及尿道括约肌的交感、副交感神经损害所引起的膀胱功能障碍，是一种常见的糖尿病慢性并发症一，多见于病程长或血糖控制欠佳的糖尿病患者，占糖尿病患者的 40%～80%。合并其他神经系统损害的糖尿病患者中，同时患有膀胱病变者高达 85%。

本病病因复杂，发病机制尚未十分明确，但多数学者认为是由于长期高血糖可以损害支配膀胱和尿道的中枢神经系统或周围神经系统，导致膀胱逼尿肌或尿道括约肌发生功能障碍，或两者功能不协调，而引起排尿功能障碍。在发病早期调节膀胱逼尿肌的神经损伤较轻，患者无明显临床症状，随着病程的进展，神经病变逐渐加重，膀胱逼尿肌损伤也逐渐加重，导致患者膀胱逼尿肌排尿反射功能异常，膀胱不能有效受神经支配，则不能正常实现闭合和张开，从而出现一系列的排尿障碍等症状。

本病临床表现具有起病隐匿、早期症状不明显等特点，临床症状以膀胱感觉损伤、膀胱容量增加、逼尿肌收缩减退、残余尿量增加为特点，表现为膀胱感觉消失，患者排尿容量明显增加，排尿次数减少，患者有时每天只排尿 1～2 次，出现排尿不净感和滴沥现象。随着时间的推移，膀胱长期处于过度充盈状态，逼尿肌收缩力明显下降，逐渐产生慢性尿潴留和充盈性尿失禁，出现尿失禁、尿不尽、排尿中断、小腹坠胀等症状，给患者带来痛苦，严重影响其生活质量，甚至导致泌尿系统的反复感染，更有甚者长期尿潴留可造成肾盂积水、肾实质受压和缺血，甚至坏死，导致梗阻性肾病和肾功能不全，引起肾衰竭，成为糖尿病神经源性膀胱患者死亡的主要原因。另外，糖尿病神经源性膀胱除了引起排尿障碍等症状外，严重者还有可能会引起大便失禁或便秘，甚至可能会导致患者发生肢体局部的瘫痪或全身瘫痪，严重威胁着患者的健康。值得一提的是，糖尿病神经源性膀胱患者临床表现常因患者个体差异及病程时间长短而不同，此外，常见的伴发疾病，如良性前列腺增生、压力性尿失禁和尿路感染常可能掩盖糖尿病神经源性膀胱。

本病病程较长，反复发作，缠绵不愈，还常伴有尿路感染，不及时治疗可引起肾功能障碍，甚至威胁患者生命，因此，早诊断早治疗非常重要。据报道，糖尿病神经源性膀胱可发生在糖尿病早期，由糖尿病引起的典型膀胱功能障碍症状可在仔细询问患者病史或排尿后即行 B 超检查或尿流动力学测试中发现。

本病临床表现多样，发病机制复杂，治疗主要采取综合手段，在控制血糖的基础上，以保护肾脏功能为主，辅以药物治疗，改善患者躯体症状，提高生活质量。

（1）控制血糖：通过饮食、运动、降糖治疗，使患者空腹血糖及餐后血糖分别控制在 7mmol/L 和 10mmol/L 以下。

（2）药物治疗：本病发病机制复杂，可采用营养神经药物、抗氧化应激药物、α_1 肾上腺素能受体阻滞剂及改善胆碱能神经突触传递药物等进行综合治疗。

（3）导尿治疗：采用间歇性清洁导尿、留置导尿治疗，必要时行膀胱造瘘、经尿道外括约肌切开术和（或）膀胱颈切开术、膀胱减容重建术等。当采用导尿术或膀胱造瘘术治疗糖尿病引发尿潴留时，容易导致尿路感染，甚至肾功能不全，使患者生活质量严重下降。

（4）辅助治疗：①排尿功能训练，指导患者进行腰肌、会阴部肌肉循序渐进的收放训练，每次 20 ～ 30 次，后期适当增加次数；②规律性按摩膀胱区域，手掌放平于膀胱区域，自左向右缓慢推揉 2 ～ 3 分钟，再反向缓慢推揉 2 ～ 3 分钟；③诱导定时排尿，每次排尿时间不少于 5 分钟，反复利用腹压排尿，白天 2 ～ 3 小时排尿一次，夜间睡醒即尿。

（5）物理治疗：近年来，理疗技术广泛应用于糖尿病神经源性膀胱的辅助治疗，其中以超短波理疗最具代表性。此外，膀胱治疗仪也为糖尿病神经源性膀胱提供了一个新的治疗手段，改善症状、减少膀胱残余尿是其治疗的基本目标。

（6）中医药治疗：近年研究显示，中医药在治疗糖尿病神经源性膀胱方面有其独特的疗效。采用中医药辨证论治的方法，在临床上有着显著的治疗优势，可以有效改善患者的症状。

目前，糖尿病神经源性膀胱尚无特效的治疗方法，主要是以对症支持治疗为主，但临床效果不尽如人意，并且容易复发，因此，今后仍需进一步提高诊疗能力，做到早期诊断早期治疗，以提高患者的生活质量。

第八节　糖尿病自主神经病变

糖尿病自主神经病变是糖尿病常见的并发症，可累及心血管、消化、呼吸、泌尿生殖等系统，还可出现体温调节、排汗异常及神经内分泌障碍。

糖尿病心血管自主神经病变（cardiovascular autonomic neuropathy，CAN）是指由糖尿病引起支配心脏血管的自主神经系统（交感神经与副交感神经）病变，导致心率异常、血管舒缩功能紊乱等，主要表现为静息时心动过速、直立性低血压和无痛性心肌缺血/心肌梗死。大量文献已经证实，CAN会增加主要心血管事件和心血管死亡风险。但由于其起病隐匿，早期无明显临床症状，常被忽视。

（1）静息时心动过速：CAN早期表现为持续性窦性心动过速，这主要与支配心脏的副交感神经受损有关，心率＞100次/分。后期由于迷走神经和交感神经均受累，心脏处于完全去神经状态，则心率增快不明显、趋于固定，为80～95次/分，对正常情况下能改变心率的刺激不产生反应，如用普萘洛尔或阿托品后，心率减慢或增快不显著。

（2）直立性低血压：从卧位至立位时收缩压下降超过30mmHg或舒张压下降超过20mmHg，称为直立性低血压。在正常情况下，由卧位到立位，受重力影响循环血液重新分配，使回心血量减少，心输出量下降，正常神经系统通过压力感受器传入冲动，使心血管交感神经产生代偿性心动过速和周围血管收缩，以保持血压正常。而并发CAN时，支配内脏、肌肉、皮肤的交感神经纤维受损，导致反射性的血管收缩功能丧失，同时，血清去甲肾上腺素释放减少。常伴有头晕、无力、心悸、大汗、视力障碍、昏厥和休克。

（3）无痛性心肌缺血：糖尿病CAN患者心肌感觉传入神经受累，

减弱了对局部心肌缺血的敏感性，使疼痛传递中断，且缺失保护性反应（如休息、服药等），因此当发生心肌缺血时可无胸痛症状，易发展为无痛性心肌梗死甚至猝死。研究发现糖尿病 CAN 患者的无症状性心肌缺血的发生率为 64.7%，无 CAN 的糖尿病患者仅为 4.1%。CAN 引起的糖尿病无痛性心肌梗死和猝死，是糖尿病患者死亡率增加的一个重要原因。一项荟萃分析显示，伴 CAN 的 T1DM 或 T2DM 患者死亡的相对风险为 3.45。EURODIAB 前瞻性并发症研究显示，CAN 是 T1DM 患者 7 年随访期间死亡的最强预测因素，远超其他传统心血管危险因素。此外，DCCT/EDIC 研究对 1394 例患者跟踪随访近 20 年，结果发现，与无 CAN 的患者相比，存在 CAN 的患者随访期间首次心血管疾病（CVD）事件累积发生率更高。

患者对缺血性疼痛的感觉下降，会影响对心肌缺血或梗死的及时识别，甚至延误治疗。当患者出现不能解释的疲乏、迷糊、倦怠、水肿、恶心和呕吐、出汗、心律失常、咳嗽、咳血痰或呼吸困难时，均提示糖尿病患者有无痛性心肌梗死的可能性。

目前该病尚无统一诊断标准，可通过心率变异性、Valsalva 试验、握拳试验、体位性血压变化测定、24 小时动态血压监测、频谱分析等检查项目评价自主神经病变。由于众多因素可干扰自主神经活性，排除其他疾病影响自主神经以外，检查前需安静休息 30 分钟左右，3 ～ 4 小时前禁饮咖啡和吸烟，8 小时内禁酒，停服交感神经药物 24 ～ 48 小时、抗胆碱能药物 48 小时以上等，以保证检查结果的可靠性。

CAN 临床表现复杂，起病隐匿，缺乏特异性，易被其他并发症、并存症表现所掩盖。一旦发生多不可逆，严重影响患者预后。因此，推荐 T1DM 患者在确诊 5 年内、T2DM 患者在确诊 1 年内行 CAN 检测,特别是合并心血管危险因素或高危因素患者,如长期血糖控制不佳、周围神经病变、大血管或微血管并发症等。而 ADA 建议有微血管和神经并发症的患者需要评估 CAN;有 CAN 症状或体征时,需进一步检查,排除其他并存的可以影响心脏自主神经功能的疾病、药物作用;对于低血糖缺乏感知的患者应评估 CAN 症状或体征。

研究发现,生活方式干预能够改善糖尿病前期患者 CAN 的发生发展,运动能够促进 T2DM 患者的神经再生。因此,应加强糖尿病患者的健康教育,提高其自我护理能力,促进其改变生活方式、控制体重、避免吸烟和过度饮酒,早期发现空腹血糖受损及糖耐量异常,并进行积极干预。对 T1DM 患者而言,尽早控制血糖可预防或延缓患者 CAN 的发生发展。对 T2DM 患者而言,除控制好血糖外,还需要控制其他风险因素以预防和延缓 CAN 的发生发展。因此,对于所有的糖尿病患者,主张用药物治疗或改变生活方式来积极控制血糖、糖化血红蛋白、血压和血脂。此外,不能耐受运动、早期运动乏力患者,可在监护下进行适度运动;存在明显直立性低血压者,可应用可乐定、米多君等药物治疗,也可使用弹力袜,但需注意下肢血液循环情况。存在自主神经病变的患者,应避免使用可能加重自主神经病症状的药物。

CAN 发病隐匿,临床表现无特异性,诊断标准尚未达成统一,不同的研究报道差异性很大,给临床工作带来了极大的不确定性。故早期发现、早期诊断、有效控制血糖及改善自主神经功能有助于 CAN 转归。

第九节　胰岛素神经炎

糖尿病神经病变是糖尿病常见的慢性并发症之一，而胰岛素神经炎（insulin neuritis）是长期血糖控制较差，血糖快速下降后并发的一种糖尿病急性神经病变；随着血糖控制，神经病变症状逐渐改善或消失。

本病由 Caravati 于 1933 年首次报道，因糖尿病患者使用胰岛素治疗后出现疼痛，所以称之为"胰岛素神经炎"。随后研究发现，在非胰岛素治疗患者中，口服降血糖药物、手术减重等快速降糖治疗，甚至严格限制饮食亦可诱发急性神经病变。患者的急性疼痛与短期血糖波动有关，且无神经炎的证据。因此，Tesfaye 等认为命名为"快速降糖所致的急性痛性神经病变"（acute painful neuropathy of rapid glycaemic control）更为恰当，Gibbons 等则称之为"治疗诱导的糖尿病神经病变"（treatment-induced neuropathy of diabetes）。目前，很多学者仍沿用"胰岛素神经炎"或"胰岛素相关性神经炎"这一称呼。

研究发现，胰岛素神经炎在 1 型和 2 型糖尿病中均可发生，发病年龄不限，发病前血糖控制较差，患者使用胰岛素或降血糖药物使血糖迅速下降后发生神经性疼痛，甚至严格限制饮食也可发生。胰岛素神经炎多呈急性感觉神经病变，疼痛剧烈，夜间加重，表现为感觉神经长度依赖的弥漫性对称性烧灼样疼痛、刺痛、感觉迟钝、不同程度感觉丧失，患者疼痛程度不一；且 60% 患者合并触摸痛、痛觉过敏，可导致持续睡眠障碍和行动等其他生活能力下降，常伴有情绪低落、焦虑、抑郁等精神症状。患者一般以双下肢远端、对称性烧灼痛、刺痛、电击样疼痛多见，以胸背部及腹部疼痛较少见，但全身各处都可受累。患者温觉、振动觉多无明显异常，少数患者可有轻度感觉减退，阳性体征较少，神经电生理检查无异常或轻度异常。与糖尿病远端对称性多发神经病变相比，急性感觉神经病变疼痛更剧烈，分布范围更广，可扩展至大腿、会阴、腹部、胸部、上肢、颈部乃至全身，合并痛觉过敏、触摸痛风险更高，镇痛措施更多，但各种镇痛药效果较差。而糖尿病远端对称性多发神经病变所致疼痛起病缓慢，局限于肢体远端，尤其是足部，感觉异常及神经传导速度减慢的发生率高于胰岛素神经炎，患者对缓解神经痛类药物反应较好。不过，有时二者可合并存在，多见于在原有糖尿病周围神经病变的基础上由快速降糖而诱发胰岛素神经炎。

　　部分患者可合并急性自主神经功能障碍，表现为直立性低血压、晕厥、心律失常、饱胀感、腹泻、便秘、汗腺分泌异常、男性勃起功能障碍等，轻、中度交感神经和副交感神经功能紊乱。与2型糖尿病相比，1型糖尿病自主神经病变发病率更高、临床症状更突出，特别是胃肠道症状，症状缓解更明显，但前者尿频、夜尿、无汗更常见。

　　目前，快速降糖治疗诱发的神经病变的危险因素尚不明确，可能与 HbA1c 下降幅度及速度相关，疼痛程度亦与其相关。HbA1c 降低幅度越大、速度越快，越容易发病，疼痛也越重。一般认为，3 个月内 HbA1c 下降 2%～3%，发病风险为 20%；下降幅度大于 4%，发病风险增加至 80%。当 HbA1c 下降程度相同时，1 型糖尿病较

2 型糖尿病患者病情更重。此外，研究发现胰岛素神经炎患者可继发糖尿病视网膜病变，临床症状也更明显；如患者存在糖尿病视网膜病变和糖尿病肾病，其视网膜病变和肾病亦可加重。

急性神经病变症状通常发生在血糖快速下降后数小时至数周，一般发生在 4 ～ 8 周，病程的长短和疼痛的剧烈程度因人而异，其症状缓解时间不定，往往在 3 ～ 8 个月后逐渐缓解，且预后较好，可痊愈，目前尚无复发的报道。

由于胰岛素神经炎的根本原因是血糖控制过快，因此对于血糖很高的患者避免降糖速度过快是预防该病的关键，胰岛素神经炎一旦发生，临床医生应及时诊断，给予综合治疗。

（1）对症治疗：因疼痛为其主要症状，且程度剧烈，严重降低患者的生活质量，故缓解疼痛应放在首位。

（2）血糖管理：由于疾病发生与降糖速度成正比，且至今并没有足够证据说明维持高血糖状态可以作为胰岛素神经炎的治疗策略。临床观察发现，随着继续降糖治疗，胰岛素神经炎症状可缓解甚至消失。因此，控制降糖速度对疾病的预防及治疗具有重要意义。此外，目前没有足够的证据表明放宽降糖目标可使胰岛素神经炎的患者获益更大，故患者血糖控制也要尽量达标，避免过早产生糖尿病慢性并发症。

（3）药物治疗：通常可采用神经营养和神经修复药（如甲钴胺、神经生长因子）、抗氧化应激药（如 α- 硫辛酸）、改善微循环药（如前列地尔、西洛他唑等）、醛糖还原酶抑制剂（如依帕司他）等治疗药物。

（4）心理治疗：长期慢性剧烈疼痛可导致患者出现焦虑、抑郁等精神症状，需加强患者心理疏导，增强患者治疗信心，缓解患者焦虑状态，必要时可给予相应药物治疗。

综上，胰岛素神经炎是快速、大幅度降糖过程中所致的急性痛性神经病变，具有自限性。由于患者的疼痛部位无特异性，在临床工作中应警惕胰岛素神经炎的发生。

第六章

糖尿病与足

第一节　糖尿病夏科足

夏科足，又称为夏科神经关节病（Charcot neuroarthropathy，CN），是一种累及足和踝部骨、关节及软组织的炎症性病变，常伴有不同程度的骨质破坏、关节半脱位或脱位。足中部塌陷呈"舟状"畸形为其特征性改变。1868 年本病首次被报道，后以 Charcot 命名，麻风、中毒（酒精、药物）、脊椎和神经根病等合并神经损害的疾病均可导致夏科足。1936 年 Jordan 首先发现糖尿病与其密切相关。目前糖尿病神经病变已成为夏科足最常见的病因。

糖尿病普通人群夏科足的发病率约为 0.08%，糖尿病足高危门诊的发病率为 13%，但误诊常见。有专家报道约 25% 的夏科足患者没有得到准确的诊断，常常被误诊为感染、痛风、关节炎、骨折、静脉回流障碍及肿瘤。夏科足通常在 50～60 岁发病，80% 的患者至少有 10 年的糖尿病病程。夏科足的患病率无性别差异，但有报道称 1 型糖尿病和 2 型糖尿病患者的夏科足患病率有差异。在 1 型糖病患者中，夏科足通常于 50 岁之前发病，而 2 型糖尿病患者通常于 60 岁左右发病。

1. 夏科足的发病机制

既往研究显示长病程、高血糖、周围神经病变、创伤及使用免疫抑制剂等为夏科足的危险因素，但其发病机制并不明确。现有研究显示炎症在其发病机制中处于核心地位，神经病变（疼痛缺失）致足部反复持续创伤，引发炎症瀑布反应，持续激活炎症相关信号通路，进而促进破骨细胞分化成熟，最终导致骨的吸收破坏及夏科足的发生。

2. 夏科足的临床表现

夏科足可呈急性期或慢性期改变，两种表现常常重叠。

急性夏科足足部损伤后充血反应可表现为红斑和发热、皮温升高、患侧和健侧之间可相差 2 ~ 6℃。可扪及足背动脉搏动，偶因足部明显肿胀而无法扪及动脉搏动，充血可持续数月或数年。一些患者很快由急性阶段进展为慢性阶段，有些不到 6 个月就进展为不可逆转的畸形。常存在不同程度感觉神经病变，包括反射、振动觉、本体觉、触觉及针刺觉减弱或消失，通常无疼痛表现。偶尔有局部疼痛，但其程度与关节畸形程度不成比例。可存在运动神经受损表现，如足部下垂畸形和（或）萎缩。

慢性夏科足的皮温和红斑逐渐减退，可能出现关节畸形，最典型的是足弓消失，足底压力重新分布。压力高的地方容易形成溃疡。溃疡处常有感染，可波及骨组织，导致骨髓炎。

3. 夏科足的治疗

（1）减压：是急性夏科足最重要的治疗措施，可阻止畸形进展。理想状况下，足应予以制动，固定在一个不可拆除的全接触石膏支具中，最初每 3 天更换 1 次，每周检查 1 次。在治疗的最初几周，可感到水肿减轻明显。水肿消退后应经常更换支具。如果可以，患者应使用拐杖或轮椅，避免患足负重。支具应持续用到肿胀消退、患足与健足温度相差在 2℃以内。

全接触式支具可能会对非夏科足肢体产生不利后果，如非自然压力状态诱发的溃疡甚至骨折，临床上应慎重。需要注意的是，制动的缺点有肌张力消失、骨密度下降及缺少健康锻炼。

减压（非负重或负重，不可移动或可移动装置）的持续时间，主要依据夏科足的水肿、红斑的临床恢复及皮温改变等情况评估而定。行 X 线或 MRI 检查可明确愈合情况，之后可让患者穿着合适鞋袜。为避免夏科足导致足溃疡及畸形，在急性或活动期得到控制后，推荐使用各种足保护器具，包括特定的鞋、靴及负重支具等。

（2）抗骨吸收治疗：因活动期夏科足患者骨代谢过度，建议使用抗骨吸收药物。目前已有一些有关双膦酸盐类口服或静脉注射治疗夏科足的小样本研究。降钙素比双膦酸盐类更安全，但目前没有结论性的证据说明在活动性夏科足患者中可使用双膦酸盐类，更多实验正在进行。

（3）手术治疗：夏科足的外科治疗主要用于切除感染的骨，去除无法用鞋类或定制的矫形器矫正的骨突起，或通过手术矫正不能被特制鞋、定制的矫形器或"夏科矫正支具"矫正的畸形。尽早手术矫正畸形和关节融合，可通过稳定关节改善患者的生活质量。

（4）骨生长刺激：使用外源性骨刺激治疗夏科足的证据很有限。超声波骨刺激被报道用于踝关节的夏科足和新发骨折的愈合治疗。直流电骨刺激已被专门用于治疗处于关节融合期的夏科足，以促进急性期骨折的愈合。目前仅支持其作为手术后阶段的辅助治疗。

夏科足是相对少见的糖尿病慢性并发症，治疗困难，国内对其尚缺乏足够认识，临床上糖尿病合并夏科足的误诊漏诊也不少见。预防和及早诊断并给予制动、矫形等措施，有助于防止糖尿病足溃疡和降低截肢率。

第二节 糖尿病足骨髓炎

糖尿病足骨髓炎（diabetic foot osteomyelitis，DFO）是一种复杂的感染性疾病，为糖尿病并发症之一。据统计，约有 25% 的糖尿病患者会并发糖尿病足病，其中约 50% 合并感染，而感染者 44% ～ 68% 为骨髓炎表现。

DFO 通常是由糖尿病足溃疡的感染或炎性反应由软组织蔓延、穿过骨并侵袭骨髓而形成的。合并 DFO 患者的截肢风险是单纯软组织感染患者的 4 倍，然而，目前对于 DFO 的诊断和治疗仍然存在困难，难以实现对患者的早期诊断和及时、有效治疗，使相当一部分合并 DFO 的患者最终走向截趾 / 肢的结局。有研究指出，截肢者的 5 年死亡率接近甚至高于结肠癌、乳腺癌和前列腺癌等肿瘤患者。

DFO 患者感染常见于足的负重部位，如第 1 跖骨头部、第 5 跖骨头部和跟骨，此外，足的第 5 跖骨及跟骨基底部也有发生。发生在前足的骨髓炎患者约占 90%，中足和后足者各占 5%。

1. 诊断

糖尿病足感染后常表现为患足肿胀、皮肤水肿、局部红肿或溃烂，有黄色分泌物或脓液出现，但糖尿病常并发其他病症，早期感染的征象可被掩饰。尤其是慢性 DFO 患者，全身症状较为少见，导致 DFO 的早期诊断比较困难。足溃疡感染史、下肢截肢史、周围血管疾病史、多重耐药菌感染病史等均为 DFO 的高危因素。对于经过至少 6 周规范治疗（包括减压、再灌注、抗感染等治疗）仍未愈合的足溃疡也应考虑 DFO 的可能性。临床上可根据两个特殊检查对 DFO 进行预测或诊断。

（1）足部溃疡的面积和深度：面积＞ $2cm^2$ 的溃疡预测 DFO 的敏感度为 56%，特异度为 92%，而深部溃疡（直径＞ 3mm）比浅表溃疡更容易引起 DFO。

（2）骨探针试验（probe-to-bone test，PTB test）：用无菌钝头金属探针或棉签轻轻插入溃疡部位，若触及坚硬且粗糙的骨面则为 PTB 试验阳性。国际糖尿病足工作组（IWGDF）推荐应对所有存在开放性感染创面的糖尿病足溃疡患者行 PTB 试验检查。糖尿病患者存在感染性溃疡时，PTB 试验阳性高度提示 DFO，但其阴性仍不能排除 DFO；无感染性溃疡时，PTB 试验阳性不能提示有 DFO，PTB 试验阴性时，可排除 DFO。因此 PTB 试验作为排除 DFO 的诊断标准较好。

影像学检查通常用于检测怀疑 DFO 但无临床症状的骨受累病例，以便与软组织感染区分。

（1）X 线检查：DFO 在 X 线片上通常表现为骨矿物质丢失，骨皮质缺损、骨破裂、骨破坏等。由于骨矿物质丢失至少 30% ～ 50% 后才能在影像学上出现显著改变。因此，当 X 线检查发现感染病灶时，可推测此处感染至少 2 ～ 3 周。

（2）核医学检查：对 DFO 的早期诊断优于 X 线检查，但其在鉴别慢性骨髓炎、关节炎、关节骨折、脂肪组织及肿瘤时特异性较低。主要包括三相骨扫描、白细胞扫描及氟脱氧葡萄糖正电子发射断层成像。

（3）MRI 检查：是确诊 DFO 最准确的影像学手段，不仅可显示骨感染变化，还可明确软组织感染。有研究表明，MRI 早在 DFO 发生的 3 天内即可出现骨病理改变，是早期诊断 DFO 的重要方法，主要特征：T_1 加权图像上低信号强度，T_2 加权图像上高信号强度。

骨组织活检：骨培养或组织病理学是目前公认的诊断 DFO 的金标准，能够提供组织学和微生物学依据。DFO 的组织病理学变化包括骨破坏、骨侵蚀、骨髓水肿、骨髓纤维化、脂肪坏死、炎细胞（急性和慢性）浸润等。此外，骨组织活检可以明确感染致病菌并指导敏感抗生素的选择。虽然骨组织活检是最精确的检查手段，但因操作难度较大，目前在临床上不作为 DFO 的常规检查。

2. 治疗

目前关于 DFO 最佳的治疗方案尚未达成共识，常见的治疗方法如下。

（1）传统的截趾／肢术：将 DFO 所在的足趾、足甚至下肢截除。该术式直接去除感染坏死骨的同时破坏更多的健康组织，会导致足部生物力学发生很大的改变，容易在其他压力高的部位发生溃疡。

（2）保守的外科手术：一般来说是指足部不进行截肢，仅去除创面内感染的趾骨或跖骨。其与传统的截趾／肢术区别在于对足部的生物力学破坏较小，同时缩短抗生素的使用时间，是目前比较推崇的方法。

（3）抗生素治疗：有研究表明，长期抗生素治疗联合保守的外科手术能够有效促进 DFO 患者伤口愈合和减少大范围截肢率，降低溃疡复发率。

糖尿病足骨髓炎是糖尿病严重且复杂的并发症，其诊断及治疗难度较大。糖尿病足骨髓炎治疗的目标是尽可能多地保留正常足组织，保持足部稳定并恢复其功能，避免溃疡再发及截肢。需控制血糖、血压、血脂及体重等，密切注意下肢神经、血管有无损害，注意做好足部的护理，若发现损伤应及时处理，防止病情恶化，降低截肢率，提高糖尿病患者的生活质量。

第三节　糖尿病足溃疡

糖尿病足是由糖尿病患者周围神经病变和外周血管病变引起的一系列足部问题，从轻度的神经症状到严重的溃疡、感染、血管疾病、夏科足和神经病变性骨折。有数据显示，糖尿病足的患病率为2%～3%，其中15%～20%糖尿病足患者在患病期间会出现糖尿病足溃疡（diabetic foot ulcer，DFU）。有研究表明，糖尿病足溃疡已经成为下肢非创伤性截肢的首要原因，不仅严重影响了患者的生活质量，也很大程度上给患者家庭及社会带来了沉重的经济负担。

因此，及时准确地对糖尿病足溃疡这一并发症做出判定与分级是十分重要的。目前糖尿病足溃疡分类方法有许多种，临床医生通常参照美国感染病协会和糖尿病足国际工作组关于糖尿病足感染的临床分类指南进行分级（Wagner 分级）（表 6-1）。

表 6-1　糖尿病足 Wagner 分级

分级	临床表现
0 级	有发生足溃疡的危险因素，但目前无溃疡
1 级	足部表浅溃疡，无感染征象，突出表现为神经性溃疡
2 级	较深溃疡，常合并软组织感染，无骨髓炎或深部脓肿
3 级	深部溃疡，有脓肿或骨髓炎
4 级	局限性坏疽（趾、足跟或前足背），其特征为缺血性坏疽，通常合并神经病变
5 级	全足坏疽

在临床治疗过程中，发现有多种危险因素可诱发或加重足部溃疡的发生，导致糖尿病足溃疡的复发率明显增高。糖尿病足溃疡已成为糖尿病患者致残、致死的重要原因，占非创伤性截肢患者的 50% 以上，因此应高度关注糖尿病足溃疡的相关危险因素，以利于临床医生做出正确的判断、处理，采取相应的预防措施，降低复发率、截肢率。请注意以下几点。

1. 年龄、性别、病程

患者年龄越大、病程越长，出现糖尿病足溃疡的可能性越大。有统计数据发现由糖尿病足溃疡导致截肢的患者中，超过 80% 的患者年龄在 60 岁以上，并且其中超过 90% 的患者病程超过 10 年。值得注意的是，男性糖尿病患者出现糖尿病足溃疡的可能性明显高于女性患者。

2. 感染因素

有糖尿病足溃疡的患者，伴有皮肤感染的可能性更大。由于高血糖状态会降低机体免疫力，当伤口没有得到妥善处理时，更易诱发感染。

如果患者 Wagner 分级超过 3 级，会导致骨组织同时受累，需要截肢的可能性较没有感染的患者高出 10 倍以上。

3. 血糖水平

有研究显示，糖尿病足溃疡的出现与血糖控制质量差、糖化血红蛋白水平偏高存在直接联系，且血糖水平越高，溃疡愈合所需要的时间越长。

4. 吸烟

患者吸烟量越多、吸烟时间越长，出现糖尿病足溃疡的可能性越大。在糖尿病患者出现足部溃疡的情况下，吸烟患者相较不吸烟患者，需要截肢的可能性会明显提高。

现今，临床上用于治疗糖尿病足溃疡的方法有很多种，但是疗效并不是很好。而高压氧治疗作为一种新型的疗法，目前已经成为糖尿病足溃疡治疗的有效辅助方法之一。该方法可以改善创面组织缺氧、增加灌注、减少水肿、下调炎性细胞因子表达、促进成纤维细胞增殖和胶原合成、动员血管干细胞并刺激血管生成、促进溃疡愈合等，降低截肢率。

但是，并不是所有的患者都适合用高压氧治疗，美国医疗保险和医疗补助服务中心已批准符合以下标准的糖尿病创面患者可以接受高压氧治疗：①1 型或 2 型糖尿病，有下肢伤口；②伤口为 Wagner 3 级或更高级；③经过标准伤口治疗失败者（标准伤口治疗定义为 30 天的标准治疗，包括评估和纠正血管畸形、优化营养状况、控制血糖、清创、湿润伤口敷料、减轻负荷和控制感染）。

有数据显示，临床上通过高压氧治疗的患者可能会伴有一些不良反应，包括惊厥型氧中毒、中耳气压伤、肺气压伤、减压病，但多数研究表明高压氧治疗无明显严重不良反应，常见轻微的耳胀闷感、耳鸣、头痛。值得关注的是，尽管多数研究表明高压氧治疗会促进糖尿病足溃疡伤口愈合，降低截肢率，但目前仍然存在争议，未来还需要大规模、随机、双盲、多中心、大样本的研究。

因此，糖尿病足溃疡的临床治疗仍然非常棘手，难以取得令人满意的疗效，最终导致截肢甚至危及病患生命。临床上迫切需要找到创伤小、易接受、疗效好的新的治疗方法。干细胞具有高度增殖和分化成为体内各种细胞的潜能，其可塑性强，为糖尿病足溃疡的治疗带来了新前景，是目前国内外学者研究的热点之一。

干细胞移植治疗糖尿病足溃疡的研究已日趋广泛，该方法利用了干细胞高度增殖、自我更新、多向分化潜能和可塑性强等优点。干细胞移植后能分化为血管内皮细胞、肌上皮细胞、星形胶质细胞、少突胶质细胞、施万细胞等多种细胞，这些细胞能够通过自分泌及旁分泌机制分泌一系列细胞因子如血管内皮生长因子、细胞生长因子、基质细胞衍生因子、单核细胞趋化蛋白、神经营养因子等，促进血管新生，改善局部微循环，增加末梢足部血供，从而解决肢体缺血的问题，促进糖尿病足溃疡愈合，最终达到治疗目的。然而，干细胞移植作为一项新技术，用于糖尿病足溃疡治疗时间较短，目前正处于研究阶段，并没有广泛应用于临床。

综上，糖尿病足溃疡对人体危害很大，具有极高的致残率和致死率，应给予高度关注并提前预防，降低其发病率。糖尿病足溃疡的相关治疗方法具有很好的研究前景，有待进一步探究。

第四节　糖尿病足夏季注意事项

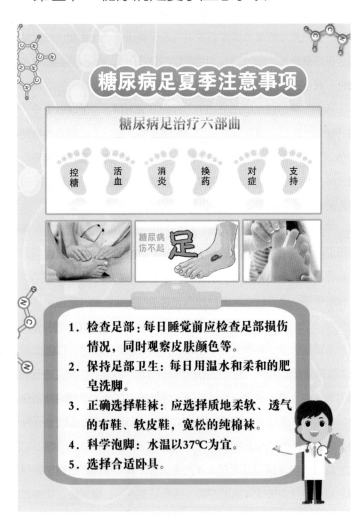

糖尿病足是指由糖尿病神经病变，包括末梢神经感觉障碍及自主神经损害，以及下肢血管病变——动脉硬化引起周围小动脉闭塞症，或皮肤微血管病变及细菌感染所导致的足部疼痛、足部溃疡及足坏疽等病变，常常由缺血、神经病变和感染这三种因素共同作用导致。

有数据证实，在不同的国家和地区，患者的截肢率有很大的差别。在所有的非外伤性下肢低位截肢中，有 40% ～ 60% 的患者是糖尿病患者。临床已证实，大约 85% 的糖尿病患者截肢之前都有足部溃疡，50% ～ 70% 的糖尿病患者截肢时都有坏疽，合并感染者占20% ～ 50%。在大多数患者中，必须进行截肢的原因是有深部感染和缺血的联合病变。因此糖尿病足部病变是糖尿病最可怕的严重并发症之一。

夏季是糖尿病足的高发期。因为夏季蚊虫叮咬等会明显增加足部皮肤受损、感染的概率，任何一处微小损伤都有可能导致糖尿病患者足部溃烂、坏疽，以足部麻木，感觉迟钝、发冷、疼痛等症状为主。由于其治疗复杂、困难大，所以一旦发病，患者很有可能会面临截肢等严重的后果。

因此，对糖尿病患者来说，夏季是需要特别注意的季节，在控制血糖的同时，也应该注意做好足部护理工作，减少糖尿病足部病变的发生。那么，如何才能更好地远离糖尿病足呢？以下是需要注意的具体事项。

1. 检查足部

每日睡觉前应检查足部损伤情况，重点查看足底、趾间及足部变形部位，检查是否有擦伤、水疱、皲裂等各种损伤，同时观察足部肤色是否变暗、趾甲是否变形及有无局部的溃疡、感染等。如果出现上述情况，都可能是足部病变的提醒信号，一定要前往医院正确处理伤口，不可擅自处理。此外，老年人由于视力不好，检查足部时一定要佩戴眼镜，或请家人从旁协助。

2. 保持足部卫生

保持足部干净卫生是糖尿病足部护理的重要措施之一，坚持每日洗脚是最简单而有效的方式。糖尿病患者应每日用温水和柔和的肥皂洗脚；洗脚后应用纯棉毛巾轻轻擦干，尤其要注意保持足及足趾间的干燥；如需泡脚，水温应控制在40℃以下，泡脚前应用水温计或手测试水温。

3. 正确选择鞋袜

糖尿病患者应选择质地柔软、透气的布鞋、软皮鞋，不宜穿暴露足趾、足跟的凉鞋或硬皮鞋；穿鞋前应检查鞋内有无异物，鞋内是否平整，不能穿有破洞的鞋；切忌因贪凉在家赤足行走，或到海边旅游时赤足在沙滩上行走；并且应选宽松的纯棉袜，并每日换洗；穿袜子时要保证袜子平整，无褶皱。

4. 科学泡脚

糖尿病患者泡脚时，温度要适宜，水温不宜过高，以37℃为宜；

禁用刺激性药水泡脚，如果是中药泡脚，最好用木盆或搪瓷盆，以避免药物的疗效大打折扣；已有破溃伤口的患者泡脚时间最好不要过长。

5. 选择合适卧具

夏季，糖尿病患者应选择质地柔软的亚麻凉席或草凉席，不可铺质地较硬的竹子凉席，以免刮伤或者刺伤足部，增加足部病变的风险。

总之，糖尿病足对糖尿病患者来说是较为棘手的并发症之一，糖尿病患者在日常生活中要注意做好足部护理措施，尤其是夏季，以降低该并发症的发生率，提高生活质量。

第五节 "足底操"治疗

糖尿病足是糖尿病患者由末梢血管病变导致缺血缺氧、失去活动能力和（或）神经病变失去知觉，导致下肢溃疡、深部肌肉、骨骼组织破坏。组织缺血、周围神经病变和感染是导致糖尿病足的三大病理基础，三者通常合并存在。周围神经病变及组织缺血为发病的始动因素，而感染常随之发生。

糖尿病周围神经病变是糖尿病足发生的主要病理基础之一，多与血管病变并存，涉及运动、感觉及自主神经。感觉神经病变可导致感觉迟钝，自我保护性感觉丧失，足部易受压力、机械及热损伤；运动神经病变导致足部生物力学改变及解剖结构变异,引起肌肉组织萎缩、足畸形、关节活动性受限和足部负荷的改变。该类患者常因足部失去保护性感觉而易发生损伤及感染,致残率高,需行截肢手术的患者占5%～10%,占所有非创伤性截肢术的50%以上,严重影响患者的生活质量。因此,该类患者在进行常规药物治疗的同时,应做好足部护理,每日检查足部皮肤,观察记录足部皮肤温度、色泽、感觉、足背动脉搏动情况及足部皮肤有无破溃、裂口、擦伤、水疱,有异常时应及时予以处理。此外,应选择布料柔软、鞋底厚且软、宽松、合脚的鞋,保持鞋内清洁干燥无渣屑。每日用38～40℃温水泡脚5～10分钟,正确修剪指甲,修除胼胝,搽涂润肤膏,预防外伤、冻伤和烫伤等。

研究发现,0级糖尿病足患者(即有发生足溃疡危险但肢端无溃疡,表现为肢体供血不足:皮温低,颜色紫褐,麻木,感觉迟钝或感觉丧失)及糖尿病周围神经病变患者在上述常规足部护理及治疗的同时,进行"足底操"(首都医科大学附属北京中医医院独创,可改善患者血液循环,增加血流量,改善筋脉及神经组织营养,纠正代谢紊乱,从而改善患者神经症状和体征),早晚各1次,12周后患者周围神经病变症状得以缓解,左右足底各部位峰值压力下降,双下肢胫神经、腓总神经传导速度得以改善。另外,有研究采用"足底操"替代穴位治疗0级糖尿病足及1级糖尿病足患者(表面溃疡,临床上无感染),可改善伤口创面的营养、免疫及修复能力,增加血运,利于创面愈合，增加治疗的有效率。由此可见，在综合治疗的基础上配合使用"足底操"进行足部护理对早期糖尿病足具有较好的疗效，有利于减轻患者痛苦，提高患者的生活质量。下面介绍"足底操"的主要步骤。

"足底操"第一步：①患者取仰卧位，护士（或家属）以拇指指腹、大小鱼际及掌根部位，对患者足趾→足背→足心→足跟→膝以下部位搓揉 5 分钟，再逆行搓揉 5 分钟，手法先轻后重，逐渐增加力量。②取涌泉穴（足底部，卷足时足前部凹陷处，约第 2、3 趾趾缝纹头端与足跟连线的前 1/3 和后 2/3 交点上）以促进全身血液循环，减少瘀血内滞；三阴交穴（小腿内侧，当足内踝尖上 3 寸，胫骨内侧缘后方）、太冲穴（足背侧，第 1、2 跖骨结合部之前的凹陷处）、足三里穴（小腿外侧，膝盖骨往下 3 寸，取足三里时，用自己的手横着，从膝盖骨往下 4 横指处即是）按摩以主治下肢痿痹，按摩时着力部位紧贴体表，用力由轻而重，柔和、平稳，以患者微感疼痛但能耐受为宜，单穴按摩 1 分钟；替代穴位采用阴谷（腘窝内侧，屈膝时，当半腱肌肌腱与半膜肌肌腱之间）、阴陵泉（小腿内侧，膝下胫骨内侧凹陷中）、曲泉（屈膝，在膝内侧横纹上方凹陷中）、梁丘（大腿前面，当髂前上棘与髌底外侧端的连线上，髌底上 2 寸）以疏经活络，健脾养血，主治下肢不遂，单穴按压时间控制在 1 分钟以内，共需 8 分钟。

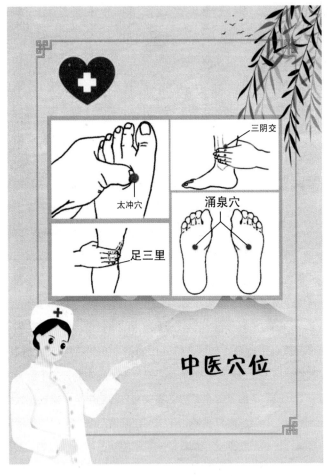

"足底操"第二步：①患者取仰卧位，双上肢平放身体两侧，护士（或家属）在床头协助患者将两臂平举至胸前垂直于躯干，指导患者吸气，打开双肩，将双上肢沿冠状面伸展至躯体两侧；呼气双臂合

拢，返回初始状态，练习 15 组，共 2 分钟；②患者取仰卧位，膝关节以下不与床接触，左侧下肢置于铺有软垫的方凳上，护士（或家属）立于床旁，双手托住患者右侧下肢腘窝上方及足跟部，协助患者将右下肢抬高 20°～ 45°，保持 5 ～ 15 秒（抬高角度及保持时间以患者能够耐受为度，膝关节微屈，不得强行固定），将右下肢缓慢放置水平 3 秒，保持水平静置 3 秒，弯曲膝关节 3 秒，使小腿缓慢下降垂于床尾 5 ～ 10 秒，双下肢轮流交替，练习 5 组，大约 6 分钟。

"足底操"第三步：患者仰卧于床上，足踝呈中立位 0°，护士（或家属）立于床尾，4 指合拢，双手合围患者一侧足背，指导患者足背伸 20°，保持 5 ～ 10 秒后恢复踝中立位。全过程操作者与患者足背做静力对抗，每侧重复上述练习 10 次，两侧肢体交替，共完成 3 组，需 10 分钟。

"足底操"第四步：重复第一步的①部分。

此外，对于感染溃烂创口和坏疽，患者应及时就诊，并行清创、截肢 / 趾及抗感染治疗。同时，患者在院外进行自我护理，促进患者糖尿病足溃疡的愈合及功能恢复，主要方法如下。①按摩治疗：自感染溃疡或坏疽部位以上，用适当的力量做向心性按摩 10 ～ 12 分钟，1 ～ 2 次 / 日，有助于静脉和淋巴液的回流及水肿消退。②运动治疗：仰卧位，患肢伸直抬高 45°，做足趾背跖屈运动，30 次为 1 组，1 ～ 2 组 / 日；仰卧位，患肢伸直抬高 45°，做踝关节屈伸运动，30 次为 1 组，1 ～ 2 组 / 日；仰卧位，患肢伸直抬高 45°，维持 2 ～ 3 分钟，如此重复 5 ～ 6 遍，1 ～ 2 次 / 日，主要目的是改善下肢血液循环。

　　大多数糖尿病周围神经病变患者虽早期没有症状，但几乎在确诊糖尿病时，神经系统已发生不同程度的病理损害。而糖尿病足一旦发生，表明其神经病变与血管病变已达临界点，虽然经过积极治疗可能暂时控制病情或达到"治愈"效果，但其病理基础仍持续存在。患者的生活方式、足部护理的水平是影响长期疗效的重要因素，因此，在定期检测患者血糖、血压、血脂水平是否达标的基础上，应加强患者的足部护理，减少或延缓糖尿病足的发生与发展。

第七章

糖 尿 病 与 癌 症

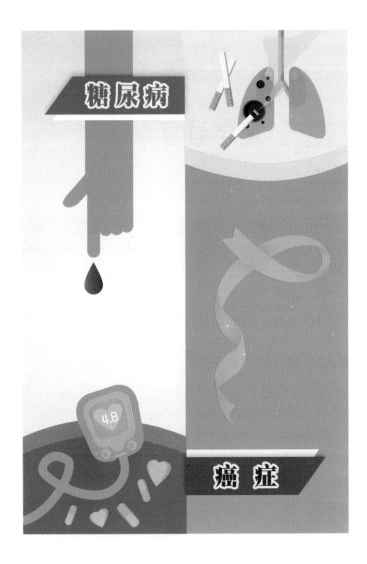

第一节 糖尿病与肿瘤标志物

近年来，全球糖尿病的患病率在逐年升高，在发展中国家尤为明显。中国的糖尿病患者以 2 型糖尿病（T2DM）为主，2 型糖尿病是由胰岛素相对缺乏所致，并与机体的氧化应激和炎症反应密切相关。2010 年美国糖尿病学会（ADA）和美国癌症学会（ACS）联合发表共识指出，2 型糖尿病患者具有更高的罹患恶性肿瘤的风险。因此，对 2 型糖尿病患者进行恶性肿瘤筛查尤为重要。

监测 2 型糖尿病患者与恶性肿瘤相关的血清肿瘤标志物主要包括癌胚抗原（CEA）、糖链抗原 199（CA199）、糖链抗原 125（CA125）的表达水平，并分析其与血糖控制情况的关系，为 2 型糖尿病患者恶性肿瘤的临床诊断和预防提供指导依据。

CEA 是一种具有人类胚胎抗原特性的酸性糖蛋白，其特异性差但灵敏度较高，是一个广谱肿瘤标志物，筛查意义重大，其水平升高常见于胃肠道恶性肿瘤、肺癌等。研究显示，与健康人相比较，2 型糖尿病患者 CEA 水平存在明显升高，且有随年龄增长而升高的趋势。2 型糖尿病患者 CEA 水平增高可能是由于胰腺功能损伤，使正常胰腺组织被纤维结缔组织代替，而血糖水平的增高会加重胰腺功能的损伤。此外，有研究发现 2 型糖尿病患者中血糖水平升高会影响谷氨酰胺果糖 -6- 磷酸酰胺转移酶代谢，导致己糖胺生物合成途径活性增加，同时加快细胞的增殖、侵袭及肿瘤的进展，从而引起 CEA 水平的增高，这可能是 2 型糖尿病患者 CEA 水平增高的另一个原因。

CA199 是一种黏蛋白型糖类蛋白肿瘤标志物，可用于胰腺癌、结直肠癌等消化系统恶性肿瘤的辅助诊断。有文献指出，与健康人相比较，2 型糖尿病患者 CA199 水平存在明显升高，其机制可能与胰腺组织功能损伤有关。2 型糖尿病患者进展过程中，胰腺中正常细胞不断被脂肪细胞和结缔组织取代，导致胰岛内大量淀粉样物质发生玻璃样变，进而引起组织破坏和细胞变性坏死，而在高血糖状态下可能进一步加重，致使有核细胞内的 CA199 释放入血，血清中 CA199 水平随之增高。

CA125 常用于卵巢癌的筛查、诊断及预后评价，但是在其他的恶性肿瘤和良性疾病中也会增加。研究显示，与健康人相比较，2 型糖尿病患者 CA125 水平增高，其机制可能与 2 型糖尿病患者体内炎症状态有关。2 型糖尿病患者主要病因是胰岛素相对缺乏，导致体内血糖水平增高，而胰岛素的相对缺乏与机体的氧化应激反应和炎症状态密切相关，有研究发现 CA125 在胰腺炎、结直肠炎等炎症状态下会明显增加，且与 TNF-α、IL-6 和 IL-10 等炎症因子密切相关。这表明 CA125 可能是反映 2 型糖尿病患者炎症状态的潜在炎症分子。

因此，2 型糖尿病患者血清中的肿瘤标志物（CEA、CA125 和 CA199）出现轻度增加时，并不一定是罹患肿瘤，临床工作者在分析这一类患者的肿瘤标志物指标时应综合考虑各因素的影响并动态观察，避免误诊和漏诊。另外，血糖水平的增高可能会促进肿瘤标志物高表达，所以，积极控制血糖，治疗糖尿病，可以降低恶性肿瘤的发生风险，具有一定的临床意义。

第二节　糖尿病与乳腺癌

乳腺癌是女性最常见的恶性肿瘤，严重威胁着女性的生命与健康。在西欧、北美等发达国家，乳腺癌发病率占女性恶性肿瘤首位。我国过去属乳腺癌的低发区，然而近年来随着居民生活方式和膳食结构的改变，我国乳腺癌的发病率逐年递增，并且发病年龄逐渐年轻化，给患者和社会都带来了沉重的负担。

国内外研究表明，患有糖尿病的成年人与非糖尿病成年人相比，恶性肿瘤患病率明显增加，尤其是乳腺癌、子宫内膜癌、前列腺癌、结肠癌、直肠癌、肝癌和胰腺癌。研究表明，16%～20%患有乳腺癌的妇女已确诊有糖尿病合并症。

大量动物实验和流行病学研究发现，2型糖尿病（T2DM）会增加乳腺癌的发病风险和死亡风险，而合并糖尿病的乳腺癌患者则存在较特殊的临床生物学特征及预后。有研究指出，T2DM是乳腺癌的不良因素，尤其对于绝经前乳腺癌妇女。慢性高血糖可显著降低早期乳腺癌生存者的整体生存率，乳腺癌合并糖尿病患者与不合并糖尿病患者相比，化疗相关毒性的风险增加，并且合并糖尿病的患者因化疗引起的感染、发热、中性粒细胞减少、贫血等而住院治疗的概率增加。另外，糖尿病可以增加乳腺癌术后并发症的风险，糖尿病患者的肿瘤分期及淋巴结转移明显高于非糖尿病患者。

1. 糖尿病与乳腺癌发生、发展相关性可能的机制

（1）2 型糖尿病患者的高血糖可以通过提高葡萄糖利用率来促进肿瘤细胞的增殖，并通过诱导有利于细胞转化的代谢改变增加乳腺癌的发病率。

（2）2 型糖尿病胰岛素抵抗可致高胰岛素血症，高胰岛素血症通过 Akt 途径和磷脂酶 C 依赖机制对乳腺癌细胞生长产生协同作用。

（3）在 2 型糖尿病患者体内雌二醇水平降低，它的受体在雌激素受体阴性乳腺癌患者中缺失，这可能是解释绝经后妇女 2 型糖尿病与乳腺癌之间关系的一种机制。

2. 化疗药物对患者血糖水平的影响

化疗是临床上十分常见的乳腺癌治疗手段，往往会引起乳腺癌患者糖代谢紊乱，可能的原因有以下几方面。

（1）化疗或肿瘤本身是机体的一种应激反应状态，患者在接受化疗前，已经出现糖耐量的异常，在应激反应状态下，患者的血糖水平升高，并表现为糖尿病。

（2）应用毒性化疗药物后，患者的胰岛 B 细胞会产生一定损伤，进而抑制体内胰岛素合成与分泌，多柔比星、环磷酰胺、多西他赛是临床中较多见的造成患者血糖水平升高、诱发糖尿病或导致糖尿病进一步发展的毒性药物。顺铂对少部分患者有严重的胰腺毒性，并可诱导糖尿病的发生。

（3）化疗药物在使用后，对患者的肝脏、肾脏功能均造成严重损害，导致患者机体合成肝糖原的能力减退，胰岛素灭活过程持续减弱，进而影响患者的糖代谢过程。一旦患者的肾脏功能遭受损伤，将引起严重的低钾血症，从而导致糖耐量异常加重，与此同时，部分化疗药物能够抑制患者的葡萄糖酵解，并抑制磷酸果糖激酶、己糖激酶、丙酮酸激酶等酶的活性，减少机体中葡萄糖的消耗，影响肝脏对患者血糖水平的调节效果，以致血糖异常升高。

（4）糖皮质激素止吐效果显著，能够预防患者接受紫杉醇类药物治疗后出现的水钠潴留及变态反应等毒性现象。应用该类药物，能够促进患者的糖原异生，抑制葡萄糖氧化磷酸化，减少葡萄糖在组织中的利用量，有诱发糖尿病或导致糖尿病患者病情加重的可能。同时，糖皮质激素抑制患者肾脏对葡萄糖的再吸收过程，使其血糖升高，部分隐性糖尿病患者可转变为显性糖尿病。

乳腺癌和糖尿病均是当今社会的多发病，并且有发病率逐年增高的趋势，近年来两者之间的关系引起了大家的重视。T2DM 可能是乳腺癌的一个潜在预后不良因素，可能会增加乳腺癌的发病和死亡风险，是乳腺癌患者复发和转移的独立危险因素。对于首次明确诊断为乳腺癌的患者，或接受化疗、放疗及内分泌治疗等辅助治疗的患者，临床医师应建议患者完善葡萄糖耐量试验、HbA1c 检查及胰岛素释放试验等，进一步完善乳腺癌患者血糖水平的监测过程。在诊断或治疗过程中，明确患者是否处于糖尿病前期或患有糖尿病，并详细了解患者胰岛 B 细胞的正常功能，尽早发现患者的糖尿病前期或糖尿病症状，以便为患者的后续治疗提供可靠的保障。在乳腺癌发展的最初阶段，在病情相对稳定的患者中，开展早期干预可以有效预防糖尿病的发生或进一步发展，改善患者预后，提高乳腺癌患者治疗后的生活质量。

第三节　糖尿病与胰腺癌

癌症被称为万病之王，而胰腺癌又被称为癌症之王。胰腺癌是发生于胰腺外分泌腺的恶性肿瘤，为消化道常见的恶性肿瘤之一，起病隐匿，病情进展快，恶性程度高，5 年生存率低于 1%，即使进行药物治疗，中期生存率也仅为 4～6 个月。近 20 年来胰腺癌发病率逐渐增高。研究发现，胰腺癌发病率的增高与患者吸烟、嗜酒、高脂高蛋白饮食、饮咖啡、接触某些化学致癌物、患慢性胰腺炎等关系密切。

近几年的研究表明，糖尿病患者中胰腺癌的发病率逐年上升。目前流行病学及临床资料也提示糖尿病常为胰腺癌的早期表现，并将其定义为新发糖尿病（new-onset diabetes，NODM），虽然长期的糖尿病是胰腺癌的一个重要发病原因，但新发糖尿病是胰腺癌的重要前期表现。大部分新发糖尿病发生在癌症诊断前 2 年内，发病年龄通常大于 55 岁，体型并不肥胖，尽管药物严格控制，糖尿病病情仍然恶化，体重降低明显。

胰腺癌患者多伴有新发糖尿病，随着胰腺癌的切除，糖尿病也随之消失。新发糖尿病与胰腺癌有一定的联系。有研究发现，糖尿病与胰腺癌同时发生的概率约为 40%，2 年内胰腺癌患者发生糖尿病的概率约为 16%，将近 50% 的胰腺癌患者患有新发糖尿病。

1. 胰腺癌导致新发糖尿病的相关机制

众所周知，糖尿病的发病原因包括胰岛 B 细胞功能受损，导致胰岛素分泌功能障碍及外周组织细胞胰岛素抵抗增加。然而，胰腺癌相关性糖尿病的发病机制目前仍不十分明确，并不是单纯性的肿瘤破坏胰腺组织或肿瘤堵塞胰管导致慢性胰腺炎，引起胰腺功能受损。鉴于糖尿病在胰腺癌早期即开始出现，多出现在胰腺癌发病 2 年内，首先考虑胰腺癌引起的全身改变导致糖尿病。

（1）在肿瘤发生的部位或周边，胰岛 B 细胞数量减少，导致葡萄糖或胰高血糖素刺激释放的胰岛素减少，继而使血糖升高。

（2）胰腺肿瘤组织可释放细胞因子如 IL-1 及 TNF 等，这些因子对胰岛 B 细胞的毒性作用，能抑制胰岛素释放，从而升高血糖。

（3）肿瘤细胞释放过多的胰岛淀粉素（又称胰岛淀粉多肽，由 P 细胞分泌，可降低餐后血糖，通过降低胃排空率和抑制胰高血糖素的产生，减少餐后肝糖输出），使精氨酸依赖的胰岛素、胰高血糖素和生长抑素释放减少，引起糖代谢的改变。

（4）胰腺癌患者胰岛细胞逐渐失去内分泌细胞的标志，分化为带有糖类抗原等肿瘤标志的胰腺或胰腺外细胞，造成糖代谢紊乱。

2. 糖尿病和相关治疗对胰腺癌预后的影响

糖尿病相关药物的应用可能影响胰腺癌的发生。常用降血糖药有双胍类、磺脲类、胰岛素和噻唑烷二酮类等，不同药物对糖尿病与胰腺癌相互关系的影响不同。多项临床研究表明，降血糖药可能会改变患胰腺癌的风险。有研究提出，应用胰岛素可能增加胰腺癌风险，而服用磺脲类者增加了 70% 的胰腺癌发病风险，吡格列酮可以增加胰腺癌和前列腺癌的发病率，而二甲双胍可能降低患胰腺癌风险，其他降血糖药则不影响胰腺癌的发病风险。

血糖状态与胰腺癌的预后关系密切。有研究显示，伴与不伴糖尿病的胰腺癌患者生存期无差异，但高 HbA1c 者生存期明显缩短。HbA1c > 9.0% 的胰腺癌患者生存率明显低于无糖尿病和糖尿病伴 HbA1c < 9.0% 的患者，且 HbA1c > 9.0% 是胰腺癌的独立危险因素。对于术前行放疗、化疗的胰腺癌患者，空腹血糖的变化可以提示肿瘤反应。术后血糖恢复的胰腺癌患者预后良好。胰腺癌伴新发糖尿病患者术后血糖恢复者中位生存期为 41.0 个月，远远长于术后未恢复的新发糖尿病患者（17.8 个月）。这也提示，术后糖尿病改善可能是一类特殊类型的胰腺癌相关糖尿病。

胰腺癌的早期临床症状常常不典型，且缺少特异的检查手段，发现时大多已进展至疾病的中晚期，预后较差。早期诊断胰腺癌对于胰腺癌的预后至关重要，如何找到有效的筛查手段和确定筛查人群成为早期诊断的主要障碍。新发糖尿病与胰腺癌相关，因此针对 50 岁以上的中老年人，应定期开展血糖普查。如发现长期罹患糖尿病，近期血糖控制不良或 3 年以内的新发糖尿病患者，应及时进行腹部 B 超、CT、超声内镜等影像学检查，联合 CA199、CEA 等肿瘤标志物检测，甚至基因检测，有可能早期发现胰腺癌，从而提高胰腺癌患者的生存率。同时，针对降血糖药物与胰腺癌发生发展关系的研究，必将对糖尿病和胰腺癌的防治产生重大意义。

第四节　糖尿病与大肠癌

大肠癌包括结肠癌和直肠癌，是最常见的恶性肿瘤之一。男性全球大肠癌的发病率位于恶性肿瘤的第 4 位，女性位于第 3 位。我国大肠癌的发病率也呈逐渐上升的趋势。统计数据显示：中国年均新发大肠癌病例 13 万，并以平均 4% 的增幅不断攀升，在癌症发病排名中，大肠癌已由第 6 位上升至第 2 位，中国发达地区的大肠癌发病率较 30 年前增长了 2 倍多，已接近西方发达国家水平。

以往的研究表明，大肠癌的发病主要与饮食结构改变、大肠炎症、遗传因素、缺乏锻炼和肥胖等多种因素有关。而最近的研究发现，2 型糖尿病也是引起大肠癌发生的重要因素，是大肠癌发生的独立危险因素。

2 型糖尿病与大肠癌的共同危险因素包括向心性肥胖、高体重指数、缺乏体力活动、饮食中精碳水化合物含量高而纤维素含量低等。2 型糖尿病增加大肠癌患病的可能机制还不是很清楚。目前已有较多的证据支持高胰岛素血症假说，2 型糖尿病引起的胰岛素抵抗和代偿性高胰岛素血症均与大肠癌的发病相关。2 型糖尿病患者血浆胰岛素水平在糖刺激后呈延迟释放，空腹和糖刺激后血浆胰岛素水平、C 肽水平高于正常，间接提高胰岛素样生长因子 1（IGF-1）、胰岛素样生长因子 2（IGF-2）水平和降低胰岛素样生长因子结合蛋白 -1（IGFBP-1）水平。而研究表明 IGF-1、IGF-2 与其相关受体结合后可抑制细胞凋亡、促进分化，进而加快细胞周转率，加速分子水平突变的累积，IGFBP-1可与 IGF-1 及 IGF-2 结合而抑制它们的生理作用，从而减少了 IGF-1及 IGF-2 的水平，此过程在大肠癌发生的起始阶段起到了重要作用。研究表明，大肠癌合并 2 型糖尿病患者的癌组织及癌旁组织中胰岛素样生长因子（IGF-1 及 IGF-2 等）比正常组织黏膜明显高表达。

既往研究认为，2 型糖尿病病程 4 ～ 8 年的患者，大肠癌发生的危险性最高。也有研究指出，10 ～ 20 年的 2 型糖尿病患者危险性最高，> 20 年的 2 型糖尿病患者的危险性未见增加。而最近的研究显示，糖尿病早期也可能影响结直肠癌的发生，糖耐量异常和糖化血红蛋白的异常也与大肠癌的发生有关。除了病程及血糖外，腹部感染和抗生素使用也可以增加 2 型糖尿病患者患大肠癌的风险。

2 型糖尿病不仅促进大肠癌的发生，还影响大肠癌的治疗和预后，2 型糖尿病合并大肠癌患者的病死率高于单纯的大肠癌患者，特别是死于冠心病的概率较高。大肠癌合并 2 型糖尿病的患者与无 2 型糖尿病者相比，其大肠癌的治愈率更低，总体生存率更低，复发率较高。另外，2 型糖尿病可增加大肠癌手术后并发症的发病率、术后复发率及短期和长期的病死率。血糖控制差的 2 型糖尿病合并大肠癌患者的 5 年生存率低于血糖控制好的 2 型糖尿病合并大肠癌患者及单纯结肠癌患者。

手术仍是大肠癌的首选治疗方法，手术的应激，术后的发热、疼痛、输注葡萄糖等可能加重高血糖状态，从而使机体抵抗力下降、组织的修复愈合延缓，使创口感染、吻合口瘘等并发症明显增加。有效的血糖控制与监测是 2 型糖尿病围术期处理的关键。血糖维持在 8mmol/L 以上时，术后并发症的发生率为 15%，且并发症几乎都发生在术后 2 周内。因此，术后 2 周控制血糖至关重要，一般控制在 4.0 ～ 7.8mmol/L。禁食期间经静脉给予胰岛素，进食后改为皮下注射，剂量依血糖值而定，直至恢复原有糖尿病治疗。

大肠癌和糖尿病都是随着年龄增长发病率增加的疾病。有研究表明，年龄 ≥ 50 岁者是大肠癌机会性筛查的主要人群。在预防与治疗大肠癌方面，减少和控制 2 型糖尿病的发生与发展将有益于降低大肠癌的发病风险，改善大肠癌的疗效。有研究显示，胰岛素治疗可能增加糖尿病患结肠癌的风险，故建议对 50 岁以上 2 型糖尿病患者及初次使用胰岛素的 2 型糖尿病患者进行肠镜检查，以筛查大肠癌。

第五节　糖尿病与膀胱癌

膀胱癌是泌尿系统最常见的恶性肿瘤，发病率在所有恶性肿瘤中居第 9 位，全球平均每年新增约 40 万膀胱癌患者。在中国人群中，膀胱癌在男性和女性中发病率分别位于第 7 位和第 10 位，且近年来的发病率有明显上升趋势。

膀胱癌的病因尚未完全清楚，除遗传因素外，大量研究表明，膀胱癌的发生与周围环境因素有密切关系。目前较为明确的致病因素包括吸烟和长期接触工业化学产品等。随着人口老龄化的进展和生活方式的改变，糖尿病已然成为世界性的健康问题。近年来，越来越多的研究表明，糖尿病是某些恶性肿瘤发生的危险因素，如结直肠癌、食管癌、肝癌、胰腺癌、乳腺癌等。同时，国内外多项研究显示，糖尿病与膀胱癌之间有很强的相关性。

1. 糖尿病与膀胱癌共同的危险因素

（1）年龄：随着年龄增长，糖尿病的患病率和死亡率呈上升趋势，即增龄是糖尿病的危险因素。同时，膀胱癌较少见于 40 岁以下的人群，常发生在中老年人，因此年龄也是膀胱肿瘤的危险因素之一。

（2）性别：男性患糖尿病的风险往往比女性稍高，我国膀胱癌的男女发病比例约为 3∶1，全球范围数据亦表明，男性膀胱癌的发病率高于女性。

（3）吸烟：是膀胱癌最常见的危险因素。研究显示吸烟者患膀胱癌的风险是不吸烟者的 5 倍。同时，吸烟引起的氧化应激及炎症反应与糖尿病的发病密切相关，有学者提出应该鼓励戒烟以预防糖尿病。

（4）饮食结构：高脂饮食可引发胰岛素抵抗，继而造成糖尿病。而大量食用大豆、脂肪、烤肉和人造甜味剂的饮食结构会增加膀胱癌的发病风险。

（5）肥胖：研究表明，肥胖对糖尿病及膀胱癌的发生起着较关键的作用，其中肥胖与膀胱癌的发生呈直线型关系，肥胖患者的膀胱癌复发率是非肥胖者的 2 倍。

另外，还有一些研究认为，遗传基因的变异、体力活动的减少、维生素 D 的缺乏等也可能是糖尿病与膀胱癌共同的危险因素。

2. 糖尿病影响膀胱癌发生的可能机制

（1）胰岛素和胰岛素样生长因子（insulin-like growth factor，IGF）：2 型糖尿病患者存在胰岛素抵抗，导致高胰岛素血症。升高的胰岛素和 IGF 可与肿瘤细胞表面高表达的胰岛素受体 -A（insulin receptor-A，IR-A）、IGF-1 受 体（IGF-1 receptor，IGF-1R）相结合，激活相关信号转导途径，促进蛋白质合成，加速有丝分裂，抑制细胞凋亡并促进癌细胞的转化和增殖。高胰岛素血症还导致胰岛素样生长因子结合蛋白（insulin-like growth factor binding protein，IGFBP）水平降低，使游离的 IGF-1 水平升高，进而与肿瘤细胞增殖发生关联。

（2）自噬：细胞可利用溶酶体自噬来降解蛋白质和受损的细胞

器以保持胞内稳定，而溶酶体系统的自噬缺陷与糖尿病和肿瘤等多种疾病的发生有关。胰岛素可通过多种方式抑制自噬，当发生胰岛素抵抗或高胰岛素血症时，自噬缺陷或受抑制，可促进肿瘤细胞的增殖。同时，自噬缺陷使溶酶体的蛋白降解负担加重，导致突变的癌性蛋白在细胞内累积，使正常细胞逐步转化为癌细胞。

（3）高血糖状态：癌细胞必须依靠葡萄糖来获得能量，即使在有氧条件下，癌细胞也具有很高的糖酵解速率。由于糖酵解是产生 ATP 的低效方法，癌细胞必须通过增加葡萄糖摄取来提供营养，以满足其快速生长和复制的需求，而糖尿病患者的高血糖状态恰恰符合癌细胞生长发育条件。另外，升高的血糖可以通过稳定并激活固醇调节元件结合蛋白（sterol regulatory element-binding protein，SREBP）促进胆固醇和脂肪酸生成，使脂肪物质在癌细胞周围的基质细胞中分解为乳酸和丙酮酸，为癌细胞提供能量。

（4）炎症因子：2 型糖尿病是慢性炎症性疾病，巨噬细胞可在胰腺组织中浸润并释放炎症因子，促进疾病的发生进展。同时，糖尿病患者的脂肪组织也会浸润巨噬细胞及 T 细胞和自然杀伤细胞（NK 细胞），这些细胞能够产生 TNF-α、IL-1、IL-6、IL-8、IL-18 等炎症因子，这些炎症因子可能促进癌细胞的生长，并参与癌细胞表型的转换。

（5）脂质代谢：糖尿病患者的胰岛素抵抗可造成血清三酰甘油水平升高和高密度脂蛋白水平降低，引起脂质代谢紊乱，而三酰甘油水平的升高与癌症风险和癌症相关死亡率有关。另外，糖尿病伴肥胖者体内脂联素水平的降低可能使抑制肿瘤生长的信号转导通路受到干扰，而其血液中瘦素浓度的升高则可能加速肿瘤的生长。有研究发现，脂代谢紊乱与癌症密切相关，脂质的摄取和储存有助于肿瘤的快速生长，因此靶向调节脂质代谢可能为一种新的抗癌策略。

（6）感染：糖尿病能够引起神经纤维末梢损伤，造成患者膀胱的运动和感觉功能减退，进而出现膀胱逼尿肌功能降低，最后导致剩余尿增多甚至尿潴留，加重尿路感染的风险。反复的尿路感染，则容易引发膀胱癌。另外，膀胱癌合并糖尿病患者容易发生尿路感染，导致膀胱灌注化疗药物不连续，这可能与糖尿病合并膀胱癌患者治疗后的复发有一定相关性。

临床上普遍认为判断膀胱癌预后的主要因素是其临床分期和病理类型，多项研究已证明，糖尿病会对膀胱癌的预后产生影响。糖尿病是膀胱癌特异性死亡率的显著预测因子。国内研究显示，糖尿病是非肌层浸润性膀胱癌（non-muscle-invasive bladder cancer，NMIBC）患者无复发生存期（recurrence free survival，RFS）的独立危险因素，NMBIC 合并糖尿病患者的术后肿瘤复发率相对于未合并糖尿病者更高。NMIBC 合并糖尿病患者的 RFS 和无进展生存期（progression free survival，PFS）较短，而术后血糖控制不佳会缩短 NMIBC 患者的 PFS，导致预后更差。

目前，糖尿病与膀胱癌的发病人数呈逐年上升趋势，是共同的危险因素导致其各自独立发病，还是糖尿病促进了膀胱癌的发病和进展，目前尚不得知。但对糖尿病患者而言，良好的血糖控制，避免相关的危险因素，可预防膀胱癌的发生与发展。

第六节　糖尿病与子宫内膜癌

2 型糖尿病，又称成人发病型糖尿病，是由胰岛素抵抗和（或）胰岛素分泌缺陷引起的以慢性血糖升高为主要表现的一种内分泌性疾病。2 型糖尿病以 35 ～ 40 岁人群发病居多，占糖尿病患者总人数的 90% 以上。临床表现大多为多饮、多食、多尿、消瘦、疲乏、肥胖等症状。2 型糖尿病患者的早期症状并不明显，只伴有口渴、乏力等症状。在临床上，针对 2 型糖尿病患者的治疗多为口服降血糖药、胰岛素注射等方式。

子宫内膜癌（endometrial carcinoma）是处于绝经后期及围绝经期的女性子宫内膜上的一种上皮性恶性肿瘤，以出血、阴道排液、疼痛、腹部包块等为主要临床症状，是女性生殖系统肿瘤常见病症之一，致死率仅次于宫颈癌与卵巢癌。目前，子宫内膜癌的病因在临床医学上尚未明确，但多与患者日常生活习惯有着密切联系。根据其生物学行为特征及发病机制，子宫内膜癌分为非雌激素依赖型（Ⅱ型）与雌激素依赖型（Ⅰ型）。针对子宫内膜癌的临床治疗多为手术治疗、放疗、化疗、激素治疗及中医药治疗等方式。

调查研究显示，约 30% 的子宫内膜癌患者患有 2 型糖尿病。在一定程度上，子宫内膜癌与 2 型糖尿病都具有较高的致死率，当子宫内膜癌合并 2 型糖尿病时，提高了临床治疗难度，致死率相对更高，严重危及患者的生命。

子宫内膜癌合并 2 型糖尿病治疗更为棘手的原因如下。

（1）2型糖尿病患者出现的胰岛素抵抗会导致促黄体素释放激素生成逐渐增加，促使患者子宫内膜不断增生，导致患者体内的癌细胞不断增多；高血糖主要为患者体内癌细胞生长提供能量，通过无氧酵解来促进内皮细胞通透性的增加，使患者体内的癌细胞被充分滋润并快速增长；此外，胰岛素自身就有着抑制细胞凋亡并促进细胞生长的作用，会加速患者体内的癌细胞扩散。

（2）胰岛素抵抗能够导致患者的血脂代谢出现异常变化，2型糖尿病患者体内的高胰岛素血症可以引起肝脏的脂质代谢紊乱，出现低密度脂蛋白胆固醇（LDL-C）、总胆固醇（TC）大量合成的情况，使得患者的血脂逐渐升高，体重不断增加。这会对患者的子宫内膜癌产生较大的刺激性作用，进而加剧患者子宫内膜癌的恶化程度。

（3）2型糖尿病大多会出现以血压值异常为主要表现的高血压病症。对于子宫内膜癌患者，高血压病症在一定程度上也是一个较为危险的信号，会导致患者的病情逐渐加重，甚至危及患者的生命。

（4）合并2型糖尿病的子宫内膜癌患者围术期易出现伤口感染、切口愈合时间延长等情况，术后易出现酮症酸中毒、低血糖等内科并发症，影响患者的预后。

目前，我国针对子宫内膜癌合并2型糖尿病并未研究出更为强效的临床治疗方法。子宫内膜癌合并2型糖尿病的患者除了在医院进行专业的治疗外，日常生活中还可以通过以下三个方面来缓解病情。

（1）饮食：科学饮食是维持糖尿病患者血糖正常的主要途径之一，根据体重、血糖水平、饮食习惯等设计日常饮食方案，禁食动物油脂和油炸食品，多食粗粮、低糖分水果和蔬菜等富含叶酸、B族维生素的食物，控制每顿食量，少食多餐，定时定量饮食。积极配合药物和饮食治疗，可使血糖明显下降、血管并发症明显减轻。

（2）运动：适度的运动可降低餐后血糖水平，减少或避免胰岛素的使用。大量研究显示，长期运动可以降低患者的血糖、血脂水平，减少体内脂肪堆积，改善内皮功能、胰岛素抵抗、氧化应激、炎症等。在日常生活中，患者应根据自身情况，选择慢走、台阶锻炼等有氧运动，切勿勉强。建议患者在餐后1小时后进行运动，每日运动≥1次，每次30分钟。

（3）心理暗示：子宫内膜癌合并糖尿病患者多存在恐慌、焦虑等不良情绪，患者应该保持一种积极向上的人生态度，医生及家属也应积极地与患者沟通，通过心理暗示、病情答疑等方式消除其不良情绪，提高治疗依从性。

综上所述，2型糖尿病合并子宫内膜癌患者比单纯患者影响因素更多，治疗难度更大。因此，加强患者的血糖控制不仅有利于围术期安全，还对降低手术并发症和改善预后具有重要意义。

第七节　糖尿病合并非霍奇金淋巴瘤

非霍奇金淋巴瘤（NHL）是一组起源于B淋巴细胞、T淋巴细胞和极少情况下见于NK T细胞的血液系统恶性疾病，具有高度异质性。目前化疗仍是NHL的主要治疗手段。近年来，随着社会生活水平的提高、生活方式的改变及人口老龄化严重，糖尿病合并NHL患者在临床上日渐增多。大量的研究资料表明，糖尿病会增加恶性肿瘤的患病风险。

　　糖尿病合并 NHL 的主要机制除了我们所知的胰岛素受体（IR）和胰岛素样生长因子受体（IGFR）表达上调引起肿瘤细胞的增殖和转移，激素水平改变影响与内分泌相关肿瘤的发生，以及高血糖、氧化应激等因素之外，免疫缺陷也是糖尿病增加 NHL 发病风险的重要机制。糖尿病患者体内存在细胞免疫调节功能紊乱，T 淋巴细胞亚群比例失调，使得免疫功能受损，突变的细胞能逃逸宿主的免疫监视而存活，导致突变细胞增生，从而更容易诱发恶性淋巴瘤，因此，糖尿病是淋巴瘤的危险因素之一。

　　糖尿病合并 NHL 患者在化疗中受糖皮质激素影响常出现血糖波动，发生低血糖、酮症酸中毒等急性并发症的风险会增加，严重者可引起死亡。有数据显示，恶性肿瘤合并糖尿病患者在化疗期间并发酮症酸中毒的病死率可达 5%。由于糖尿病本身的特殊性，患者化疗后并发感染、出血等风险也较非糖尿病患者有所增加。

　　因此，为提高糖尿病合并 NHL 患者的缓解率、延长生命、提高生活质量，可以着重关注以下几个方面。

　　（1）血糖监测：化疗期间由于糖皮质激素的使用及化疗药物对患者食欲的影响，患者血糖水平易上下波动。为了防止低血糖的发生，患者应随身准备糖、饼干等可迅速补糖的食物。一旦发生头晕、眼花、出冷汗、饥饿感等低血糖症状，应立即补充糖分。患者应积极配合医生进行血糖监测。

　　（2）预防感染和出血：NHL 患者化疗后本身免疫力低下，合并糖尿病患者各器官功能和结构发生改变，更容易发生各种感染。因此患者应注意保持口腔清洁，用软毛牙刷刷牙，勿剔牙抠鼻，避免用力咳嗽、用力解大便等。一旦发现出血或感染征象，要及时告知医生并配合治疗。

（3）饮食方面：为减轻胰岛负担，糖尿病患者应规律饮食，少量多餐，控制糖分及热量的摄入。而 NHL 属于血液系统恶性肿瘤，疾病本身具有高消耗、高代谢的特点，此类患者在控制血糖、避免出现相关并发症的同时，还应合理调配饮食结构，保证热量及蛋白质的供给，建议每天 5 餐。患者应注意饮食卫生，禁烟酒，忌生、冷、硬、油腻和糖分过高的食物。

（4）日常活动：适量的运动锻炼对糖尿病患者控制血糖有益，但糖尿病合并 NHL 患者在活动上应更加谨慎。如化疗后出现血小板＜$50×10^9$/L，应减少活动。血小板＜$20×10^9$/L 时则应绝对卧床休息。化疗间歇期可根据患者耐受情况适当进行轻度运动，如散步、练太极拳等。

（5）心理护理：糖尿病合并 NHL 患者常因病情复杂、病程迁延、经济压力等产生焦虑、抑郁、悲观等情绪，此类情绪会降低患者服药依从性。故医生与患者家属应做好与患者的有效沟通，关心患者的心理状态，注重倾听，耐心疏导。向患者传达疾病相关诊断治疗新进展，鼓励患者克服心理障碍，消除不良情绪，帮助其建立战胜疾病的信心，使其积极配合治疗，以达到促进康复的目的。

近年来由于治疗方法的改进，淋巴瘤的缓解率已明显提高，而糖尿病合并 NHL 患者是淋巴瘤患者中的特殊人群。患者的主治医师、护士及患者家属应在各个方面给予患者最佳的照顾，以提高患者的生活质量。

第八节　糖尿病与甲状腺癌

甲状腺癌（thyroid cancer）是目前我国发病率增速最快的、最常见的内分泌系统恶性肿瘤之一，约占所有内分泌恶性肿瘤的 95%。我国国家癌症中心 2017 年全国癌症数据显示，甲状腺癌位居全国恶性肿瘤发病率的第 7 位，居女性恶性肿瘤发病率的第 4 位，尤其在 15 ～ 44 岁女性群体中，甲状腺癌已成为仅次于乳腺癌的第二大癌症。糖尿病（DM）是一种由胰岛素分泌不足或外周组织对胰岛素不敏感引起的内分泌代谢性疾病。目前已成为威胁人类健康的主要慢性病之一。甲状腺癌和 DM 都属于内分泌代谢异常性疾病，越来越多的研究发现，DM 与多种恶性肿瘤的发生发展相关，它不仅是胰腺癌、肝癌、直肠癌、甲状腺癌等癌症的危险因素，还会降低恶性肿瘤的治疗效果。

相关研究显示，与健康人相比较，2 型糖尿病（T2DM）患者甲状腺癌发病率显著增高，其机制可能是高血糖所致的氧化应激损伤、多种炎症因子的聚集、高胰岛素血症、高脂血症和肥胖及胰岛素样生长因子的过度表达。T2DM 合并甲状腺癌患者血糖相关各指标显著高于无甲状腺癌患者，提示高血糖会增加甲状腺癌的患病率。高血糖不仅可直接为肿瘤的生长提供能量，长期高血糖状态也会导致毛细血管基底膜增厚、通透性下降、呼吸酶受损，导致细胞代谢受损，体内自由基增加，诱导活性氧产生，造成 DNA 的损伤，从而诱发癌变。

另外，研究发现，T2DM 合并甲状腺癌患者三酰甘油（TG）水平和 BMI 高于无甲状腺癌患者，提示高三酰甘油血症及肥胖会增加甲状腺癌的发病率，TG 富含游离脂肪酸，脂肪酸的升高及己糖胺通路的激活可引起细胞膜和相关酶的功能发生改变，造成细胞损伤。同时研究表明，肥胖易并发胰岛素抵抗和瘦素抵抗，引发一系列代谢紊乱和疾病的发生。这提示，肥胖是甲状腺癌发生的重要危险因素。文献得出，随着 BMI 的增加，甲状腺癌的发生风险增加。

同时，脂肪细胞分泌的瘦素不仅可以增强蛋白水解酶的活性、促进肿瘤营养血管的生成和肿瘤细胞的转移，还可以刺激下丘脑－垂体－甲状腺轴，促进促甲状腺素（TSH）分泌。TSH 是甲状腺滤泡细胞增殖分化的主要刺激因子，参与甲状腺的有丝分裂途径，促进甲状腺细胞和组织的增长。研究指出，T2DM 合并甲状腺癌患者 TSH 水平明显高于无甲状腺癌患者，推测 TSH 增加与甲状腺癌的发生相关；并且 TSH 是甲状腺癌发生发展的一个独立危险因素，甲状腺癌风险的增加与较高的 TSH 水平有关。

乳头状癌 3 年生存率明显低于滤泡状癌，临床分期 Ⅲ～Ⅳ 期患者 3 年生存率明显低于 Ⅰ～Ⅱ 期患者，提示早期诊断和治疗对提高甲状腺癌预后水平具有重要意义。临床研究发现，肿瘤细胞淋巴转移是癌症患者预后不良的独立危险因素。有研究指出，淋巴转移的甲状腺癌患者 3 年生存率较未转移者明显降低，与上述研究结果一致。糖尿病病程迁延是甲状腺癌不良预后的影响因素，可能与病程较长导致糖尿病其他并发症的数量较多、程度较重相关。T1DM 患者通过胰岛素控制血糖后 3 年生存率明显低于 T2DM 患者，可能与胰岛素促进有丝分裂有关。

综上，T2DM 患者甲状腺癌患病率增高，女性患者更容易发病。T2DM 患者良好的血糖、血脂及体重控制，甲状腺功能维持正常，对于预防甲状腺癌有一定意义。

第九节　糖尿病与食管癌

食管癌是食管鳞状上皮或腺上皮的异常增生所形成的恶性病变，我国食管癌的致死率相对较高，据统计每年因食管癌死亡的人数超过30 万。临床上食管癌最常见的表现为食物难以下咽，给患者带来较为明显的生理痛苦，造成较大的营养支持困扰，从而严重影响患者的生活质量。

食管癌的病因较为复杂，常见的如不良的饮食习惯、摄入黄曲霉毒素、吸烟等，此外，还有文献报道，糖尿病与食管癌的发生存在一定的相关性，且某些降血糖药物可增加食管癌的发生风险。2010 年ADA 和 ACS 会议指出：高胰岛素血症、高血糖症和炎症等可能是糖尿病和食管癌之间的枢纽。

糖尿病影响食管癌发生的具体机制包括以下几方面。

（1）持续的慢性炎症状态通过氧化应激导致氧自由基过度产生，然后作用于细胞膜上的脂肪酸，形成脂质过氧化物，过氧化物的累积可引起致癌物质的产生。

（2）磷酸腺苷激活的蛋白激酶通路在糖尿病与癌症的发病过程中起到重要作用。

（3）胰岛素样生长因子系统异常可能为糖尿病增加致癌风险的

另一发病机制，大多数癌症细胞会产生胰岛素样生长因子 1 及异构型胰岛素受体，而其受体能够在胰岛素作为媒介的前提下刺激有丝分裂，从而刺激癌症细胞的生长与增殖。

此外还有研究发现，糖化血红蛋白与癌症呈线性相关，糖化血红蛋白每增加 1%，癌症发病率升高 18%，这可能与血糖持续较高或波动幅度较大，引起自身及外源性胰岛素相对增加有关，而胰岛素与胰岛素样生长因子 1 具有同源性，从而升高了癌症的发病率。

目前治疗食管癌仍是以手术为主的综合治疗模式，合并糖尿病不是手术的绝对禁忌证。食管癌因手术创伤大、时间长，机体产生的应激反应大，尤其在围术期，患者血糖波动较大，糖尿病患者容易出现糖尿病相关并发症，尤其是糖尿病急性并发症，如酮症酸中毒、高渗性昏迷及低血糖等。

同时因食管癌患者手术创伤影响吞咽功能，尤其是影响术后早期摄食功能，如未能及时补充营养，将导致患者营养不良、低蛋白血症等。另外，如患者血糖控制不良，将使体内胶原蛋白合成显著减少，机体免疫功能受到影响，淋巴细胞转化率减少，巨噬细胞趋化、吞噬及杀灭作用降低，导致术后感染、吻合口瘘等并发症。因此，正确地调控食管癌合并糖尿病患者围术期血糖值，加强患者营养支持是提高手术成功率、减少围术期并发症、降低死亡率的主要手段。

目前，糖尿病合并食管癌患者在围术期的营养供应方式，常见的有肠内营养和肠外营养两种。肠内营养是指经胃肠道提供代谢需要的营养物质及其他各种营养素的营养支持方式；而肠外营养是通过静脉输注的方式供给机体代谢所需营养。与此同时，老年患者群体中食管癌合并糖尿病患者病灶较为多发，对营养支持的敏感度也更高。

关于糖尿病合并食管癌患者围术期使用肠内营养还是肠外营养的方式供给营养，目前存在争议。研究发现，肠内营养患者的血糖波动更为平缓，其利用肠道吸收作为营养支持的唯一途径，故生理调节在此过程中发挥了重要的功能，且肠内营养支持对于患者营养状态具有显著的改善作用；而肠外营养患者在静脉注射的基础上能够显著提升血糖水平，在血糖的保持能力上也相对欠佳。但肠内营养方式对于患者心理及生理影响相对明显，并发症的发生也显著高于肠外营养方式。因此，两种营养供应方式均能够保障其营养供给，并各有优势，建议临床医生根据患者情况灵活应用。

综上，糖尿病与食管癌的发生有明显的相关性，糖尿病患者控制好血糖是预防食管癌发生的第一步。

第十节　糖尿病与胃癌

胃癌是最常见的消化系统恶性肿瘤。肥胖、吸烟、盐摄入过多和幽门螺杆菌感染是胃癌发病重要的危险因素。近 30 年来全球范围内胃癌的总体发病率虽然有所下降，但是新发病例基数依然庞大。

有研究表明，糖尿病与胃癌具有共同的危险因素，如肥胖、炎症、高胰岛素血症、胰岛素抵抗等，因此，糖尿病或高血糖在某种程度上可能增加胃癌的发病率或死亡率。大量流行病学资料表明，糖尿病可增加胃癌的发病风险。高血糖、胰岛素抵抗导致的高胰岛素血症、降血糖药物的服用等可能对胃癌的发病率及致死率有一定影响。

糖尿病患者主要的特点之一是血糖水平升高。有研究表明，随着糖尿病患者空腹血糖水平的升高，胃癌的发病率显著增加。这可能是由于较高的血糖水平打乱了机体能量平衡、削弱了抗坏血酸对细胞的代谢影响，同时降低了机体免疫力。胃癌患者由于手术或化疗因素，机体长期处于应激状态，胃癌细胞为了适应这一应激状态并抵抗恶劣的肿瘤微环境，会启动一系列自我防御机制，如药物外排、DNA 损伤修复等。这一过程需要消耗大量 ATP，葡萄糖是 ATP 的主要来源，由于癌细胞并不能够充分、完全地利用葡萄糖进行供能，相比于正常细胞，癌细胞会消耗更多葡萄糖，而高血糖恰好为癌细胞的自我修复和生长提供了能量。

另外，患者受陌生环境、心理恐惧、手术创伤、肠内外营养支持、胃肠功能失调等诸多因素的干扰，机体易发生糖代谢紊乱而引起血糖水平的大幅波动，以高血糖更为常见。

研究表明，胰岛素是包括胃癌在内的多种器官癌变的关键调节因子，胰岛素抵抗所导致的持续性高胰岛素血症可能是胃癌的一种发病机制，可通过抑制胰岛素样生长因子 1（IGF-1）结合蛋白的产生，增加具有生物利用度的 IGF-1 浓度。胰岛素和 IGF-1 能通过胰岛素样生长因子 1 受体（IGF1R）激活胰岛素信号通路，进而抑制细胞凋亡、刺激细胞增殖，促进胃癌的发生。另外，肿瘤及其并发症导致机体处于应激状态，表现为代谢加强、营养消耗，加剧胰岛素抵抗。而胰岛素抵抗进一步抑制细胞凋亡，促进胃癌的恶化。

近年来，很多研究者探讨了如何通过抑制 IGF1R 的表达抑制胃癌发生。Wang 等通过检测 60 例胃癌组织和正常胃组织中 miR-126 和

IGF1R 的表达水平，分析了 miR-126 表达与胃癌患者临床病理及预后的关系，并确定了 miR-126 的直接靶点。结果表明，miR-126 的表达与胃癌的淋巴转移、远处转移和 TNM 分期明显相关（均为 $P < 0.05$），miR-126 可通过靶向 IGF1R 的 3' 非翻译区（UTR），抑制其表达，从而抑制胃癌细胞的增殖和侵袭。

常见的降血糖药物有二甲双胍、磺脲类药物、阿卡波糖、外源性胰岛素等。流行病学研究表明，二甲双胍除了具有降血糖作用外，还可降低糖尿病患者的癌症发生风险。研究表明，二甲双胍可能是通过靶向胃癌干细胞抑制肿瘤生长。上皮 - 间质转化（EMT）是胚胎发育和癌细胞扩散的关键阶段，二甲双胍在模拟正常血糖和高血糖的条件下都对胃癌细胞的 EMT 有较强的抑制作用。

流行病学研究表明，糖尿病患者患胃癌的风险更高。有学者认为，癌症是糖尿病最终的一种并发症。糖尿病可影响胃癌发病率、死亡率，其潜在机制包括高血糖、胰岛素抵抗导致的高胰岛素血症、降血糖药物的服用等。因此，糖尿病患者应该控制高血糖，积极配合治疗，避免造成严重的后果。

第八章

糖尿病其他并发症

第一节 糖尿病便秘

随着人们生活水平的逐渐提高，糖尿病的患病率也随之升高。糖尿病作为一种慢性病，其并发症一直是影响患者健康最为主要的问题。便秘作为常见的糖尿病并发症，发病率居高不下，多由自主神经病变所致，有报道指出糖尿病并发广泛神经病变者便秘发病率高达90% 左右。

糖尿病便秘不仅可引起患者腹痛、腹胀、食欲缺乏，甚至烦躁焦虑，还可导致痔疮、肛裂，增加肛周感染的概率，从而加重患者的痛苦及经济负担；便秘也被认为是加重糖尿病患者血糖不稳定的重要原因之一，而且容易引发多种严重的并发症，如合并心脑血管疾病和眼病；当糖尿病患者用力排便时，血压会较正常水平明显升高，收缩压甚至可以达到200mmHg 以上。如果患者还合并有心脑血管疾病，当用力排便时，很容易造成脑血管破裂、肠破裂穿孔、心脏猝死等严重后果。

在临床中，便秘的诊断标准指便秘症状持续 3 个月以上，排除器质性病变并且具备下述 2 个或 2 个以上的条件：①自发性排便次数每周< 3 次；② 1/4 以上的时间（1/4 指持续观察的总时间段内出现便秘的时间所占的比例）有排便困难；③ 1/4 以上时间粪便较硬或呈"硬球状"；④ 1/4 以上时间排便有不尽感或不畅；⑤ 1/4 以上时间排便需用手法协助；⑥ 1/4 以上时间排便时肛门有堵塞感或肛门直肠梗阻。

1. 糖尿病患者发生便秘的相关因素

（1）饮食因素：许多糖尿病患者对糖尿病认识不足，存在许多误区，如进食过少或食物过于精细、不敢食用水果等，并且有些老年患者因牙齿不健全，喜食低渣精细食物，导致机体内肠壁缺乏纤维素的刺激，使大便体积变小、变硬，大肠蠕动减弱。

（2）血糖因素：糖尿病患者血糖过高，会通过渗透作用排出过多水分，而体内不能及时补充水分，导致大肠内的水分不足，粪便不能被充分软化，并且血糖过高也会造成代谢紊乱，蛋白质呈负平衡状态，以致腹肌和会阴肌张力不足，排便无力，导致便秘。

（3）自主神经病变：糖尿病患者病程越长，便秘发病率越高。其原因可能为高血糖状态会导致患者的神经内膜毛细血管内皮细胞增大、基底膜增厚、血管变窄、血流变慢，微循环障碍使神经纤维缺血、缺氧，从而出现一系列神经系统病变性表现，主要为胃肠功能障碍，如胃动力低下、胃排空时间延迟、直肠对内容物的充盈与扩张不敏感、排便反射迟钝等，最终导致便秘的发生。

（4）缺乏锻炼：糖尿病患者大多数年龄较大，且伴随多种并发症，如肢体麻木、感觉迟钝、视力下降等，有些甚至患有阿尔茨海默病，生活完全不能自理，久坐不动及长期卧床，致使腹肌收缩无力，肠蠕动减弱，引起顽固性便秘。

（5）精神心理因素：糖尿病是一种由内分泌障碍引起的代谢性疾病，随着病程的迁延，大多数患者会出现心理健康问题，如精神紧张、忧郁、焦虑等情绪。这些因素均影响神经系统的调节，表现为胃肠蠕动功能的抑制、盆腔肌群的紧张度增大，从而引起排便肌肉运动不协调，易导致便秘。

（6）忽视排便信号：患者由于环境等因素，当出现便意时有时进行克制和忍耐而不立即排便，久而久之会使排便反射逐渐消失，继而导致便秘。

（7）药物因素：目前临床一线用药如二甲双胍是增加胰岛素敏感性的药物之一，同时又有抑制食欲的功能。患者使用过程中常会出现腹胀、腹泻和便秘等不良反应；阿卡波糖等抑制肠道吸收糖类的药物也可导致胃肠功能紊乱；此外，由于糖尿病患者常常合并多种并发症，服用的药物种类也较多，如抗胆碱能类药、抗抑郁药、降压药和利尿剂等，也可能使粪质干燥而引起便秘。

2. 糖尿病便秘的治疗

对于糖尿病患者便秘的治疗，一般提倡采取综合措施，在控制血糖的基础上，针对便秘的原因及症状，标本兼治，禁止乱用泻药，避免因长期服用产生依赖性。

（1）控制好血糖：糖尿病患者应加强血糖监测，及时调整降血糖药，以更好地控制血糖，从而减少或延缓自主神经病变的发生和发展。针对糖尿病患者病情的严重程度，应采取不同的治疗方式，轻者可使用阿卡波糖、二甲双胍、格列齐特等口服药物；重者则可采取胰岛素皮下注射的方式。

（2）加强体能锻炼：糖尿病患者经常锻炼有助于增强其肠蠕动功能，患者每日可做收腹提肛运动，提高排便能力，养成定时排便的习惯。

（3）合理饮食：患者应采取低糖低脂高纤维素饮食，少食多餐，严格控制体重，禁食辛辣食品及饮酒；患者在日常生活中应适当增加蔬菜和水果的摄入，使粪便松软，利于排便。

（4）药物疗法：对糖尿病患者来说，使用 B 族维生素如甲钴胺、维生素 B_1 等可对糖尿病神经病变起辅助治疗作用；胃肠促动力药如莫沙必利片可促进肠蠕动，增加排便频率；乳果糖、开塞露、甘油灌肠剂等药物可起到润肠通便的作用。

（5）微生态制剂：便秘患者体内常常缺乏双歧杆菌，通过补充微生态制剂，不仅可以调节肠道菌群，还可以促进肠道平滑肌收缩，有利排便。

（6）心理疗法：医生通过与患者建立友好关系，对患者的心理、情绪、认知行为等问题进行治疗。对于由焦虑、抑郁引起便秘的患者，采用心理辅导、心理疗法和精神药物治疗会有较好的疗效；对于表现为中、重度焦虑甚至抑郁等心理问题的便秘患者，采取认知治疗，可使患者消除紧张情绪。

（7）外科治疗：对于严重顽固性便秘经上述所有治疗均无效者，若为结肠传输功能障碍型便秘，病情严重者可考虑手术治疗。外科手术的适应证包括继发性巨结肠、部分结肠冗长、结肠无力、重度的直肠前膨出症、直肠内套叠、直肠黏膜内脱垂等。

总之，糖尿病便秘属于比较棘手的糖尿病并发症之一，除了会对患者的生活质量造成影响，还可能对血糖水平造成影响。对于糖尿病便秘患者的治疗不能笼统应用功能性便秘治疗方案，还应充分考虑患者自身的诸多因素，使患者得到更合适的治疗，提高患者的生活质量。

第二节 糖尿病性胃轻瘫

糖尿病性胃轻瘫（diabetic gastroparesis，DGP）是常见的糖尿病慢性并发症之一，以胃动力障碍及胃排空延迟为特征，是一种慢性上消化道神经肌肉紊乱性疾病，主要症状包括恶心、干呕、呕吐、食欲缺乏、早饱、餐后腹胀、嗳气、上腹灼热或疼痛、营养不良、体重减轻等，大部分患者的症状并不典型甚至缺如，因此该病极易被患者和临床医生所忽视。

随着糖尿病发病率的逐年升高，糖尿病性胃轻瘫患者也逐渐增多，尤以老年糖尿病患者居多。据报道显示，2型糖尿病患者中胃轻瘫发病率可高达 30%～50%。糖尿病性胃轻瘫患者不仅会出现明显胃肠道症状，致使生活质量受到较大影响，同时还易出现血糖波动，增加患者血糖控制难度，需引起关注。

糖尿病性胃轻瘫的发病机制目前尚未明确，主要与高血糖、自主神经病变、幽门螺杆菌感染、胃肠激素失调、胃肠肌运动障碍等有关。

（1）糖尿病患者处于高血糖状态，能够改变胃排空速率，使消化间期移行复合运动Ⅲ期受到抑制甚至缺失，引起胃收缩能力降低、胃电节律异常、胃压力失常等症状，进而导致胃排空延迟，胃排空延迟又进一步使血糖难以控制，二者形成恶性循环。

（2）自主神经病变学说认为自主神经（包括交感和副交感神经、肠壁内在神经系统）支配胃肠道运动。随着糖尿病患者病情的发展，患者自主神经发生改变，可引起迷走神经脱髓鞘，进而胃底、胃窦部收缩力减弱，胃运动功能减弱，胃排空延迟，引起或加重胃轻瘫。

（3）幽门螺杆菌感染是糖尿病性胃轻瘫发病的重要因素，有报道显示，糖尿病性胃轻瘫患者的幽门螺杆菌感染率可高达 78%。糖尿病患者免疫力降低，易受到感染，其病程越长，幽门螺杆菌感染率就越高，合并胃轻瘫的概率也越高。

（4）胃肠激素水平紊乱是糖尿病性胃轻瘫的重要发病机制之一，具体表现为血液激素水平紊乱或者激素相关受体受损或减少。研究发现糖尿病性胃轻瘫患者血液中胃动素、胃泌素水平上升，生长抑素水平下降。其原因有两方面：一是高血糖影响生长抑素分泌，从而降低了对胃动素、胃泌素的抑制作用；二是由胃动力下降引起的代偿性分泌调节。

针对以上发病机制，目前临床治疗糖尿病性胃轻瘫的思路应从原发病及促进胃动力、加速胃排空、根除幽门螺杆菌感染等出发，患者还应注意日常的饮食习惯、加强运动，外加药物治疗，以改善胃轻瘫症状。

（1）原发病的治疗：血糖水平的高低与胃排空的关系十分密切。患者应积极使血糖控制在理想水平，从而改善糖尿病性胃轻瘫的胃排空延迟症状。

（2）饮食治疗：患者应坚持饮食治疗，少量多餐，每日 6～8 餐，弥补三餐进食量不足；低脂饮食，禁食刺激性、生冷等食物；不应选择太干、太硬的和富含粗纤维的食物，尽量将食物加工稀软。如果病情严重，可以将食物混合搅碎成浆（糜）状，以更加利于消化吸收，并使食物易于通过胃肠道；此外，患者还可适量进食富含水溶性纤维的食物如魔芋、水果、藻胶等，以利于胃肠蠕动。

（3）药物治疗：患者必须定时使用促胃动力药物，应在餐前半小时左右服药，使其血药浓度在进食时达到高峰。常用的药物有以下几种：甲氧氯普胺、多潘立酮、莫沙比利、伊托必利、西沙必利。若患者胃轻瘫程度极为严重或者经药物治疗效果不明显，则应选择手术治疗。

（4）摩腹疗法：采用摩腹疗法可以防治胃轻瘫问题。排空小便、洗净双手，取仰卧位，双膝微曲、全身放松，左手按在腹部，右手叠放在左手上，按顺时针方向，按揉多次。按揉时，用力要适度，呼吸自然，以利于胃肠蠕动。

（5）运动治疗：糖尿病患者应每天进行适当的有氧运动，有助于血糖的消耗，进而控制血糖，刺激肠胃蠕动，还能提高患者的免疫力，使患者保持乐观的心态。

综上，糖尿病性胃轻瘫是糖尿病常见的并发症之一，严重影响患者的生活质量和身心健康。其发生与糖尿病病情控制不佳、空腹血糖偏高、糖尿病病程较长有关。因此，应加强对糖尿病性胃轻瘫病症的关注，增强对血糖的控制，改善患者生活质量。

第三节　糖尿病胫前着色斑

胫前着色斑（pigmented pretibial patches，PPP）为发生于胫骨前的淡棕色萎缩性色素沉着斑块，是糖尿病最常见的皮肤病变。糖尿病患者下肢远端伸侧皮肤出现多发性色素沉着斑者，初期皮损为圆形或类圆形暗红色丘疹，散在分布，进而萎缩并出现色素沉着。该皮损组织病理学显示表皮及真皮乳头水肿，毛细血管局灶性增厚，管壁有阳性物质沉积，真皮胶原改变，红细胞外溢，轻度淋巴细胞浸润，符合糖尿病微血管病变的特征改变。

　　PPP 是糖尿病患者最常见的皮肤表现，发病率为 9% ～ 55%。PPP 多发生在双下肢胫前，但也有报道发生在其他部位如腹部、大腿等。研究表明，PPP 与糖尿病微血管并发症及大血管病变相关，因而可作为糖尿病慢性并发症的一种早期征象。

　　PPP 的发生可能与以下几方面有关：①由于糖尿病患者长期高血糖，其红细胞膜和血红蛋白被糖化，发生变形和携氧能力下降，加之血红蛋白内 2，3- 二磷酸甘油酸水平降低，其释氧能力减低，导致血管内皮细胞缺血、缺氧及损伤，使皮肤微循环障碍，致 PPP 发生；②糖尿病患者持续高血糖，毛细血管前括约肌舒张导致毛细血管高压、液体和蛋白渗出增加和血管基底膜增厚，使皮肤毛细血管呈慢性缺血，致 PPP 发生；③糖尿病患者胰岛素缺乏，蛋白合成减少、分解增多，而致低蛋白血症及氮质负平衡，加之糖尿病患者多数有周围神经病变及周围神经功能紊乱，最终导致皮肤营养缺乏形成 PPP。

　　PPP 的发病机制尚未明确。含铁血黄素沉积与黑色素的沉积是导致糖尿病皮肤病的临床特征，多普勒检测可发现胫前色素沉着部位血流失调。文献报道，有 PPP 的糖尿病患者 $CD4^+$、$CD4^+/CD8^+$ 水平较无 PPP 患者升高，而 $CD8^+$ 水平降低，推测 PPP 的发生可能与体内细胞免疫异常有关。同时对胫前色素沉着处行皮肤活检荧光检查，显微镜下可见大量免疫复合物沉积，如 IgA、IgG、IgM、C1、Cq1 和纤维蛋白相关抗原（fibrin-related antigen，FRA），而肾活检也有不同程度的免疫复合物沉积，考虑 PPP 患者皮肤与肾脏都存在免疫损伤可能，提示免疫异常可能参与 PPP 的发生。

总之，糖尿病患者 PPP 的发生是由持续高血糖造成血管内皮细胞功能紊乱及毛细血管高压，加上蛋白质代谢紊乱，使皮肤血流量不足、营养不良，稍有轻微外伤刺激双下肢胫前时，就可发生此类皮肤损害。对于 PPP 的治疗，笔者认为有效控制血糖是减少 PPP 发生的主要措施，因此在应用口服降血糖药物无效情况下最好选用胰岛素治疗，同时要避免局部外伤刺激。

第四节　糖尿病性大疱病

糖尿病性大疱病（bullosis diabeticorum，BD）是指一种糖尿病患者肢端皮肤特有的、自发性的、非炎症性的水疱样损害。疱壁菲薄而透明，内含澄清液体，酷似灼伤性水疱。水疱一般可于 2～5 周自行愈合，但如果处理不当，可继发感染、溃疡、坏疽甚至截肢，后果不堪设想。该病于 1930 年由 Karmer 首次描述为"糖尿病并发水疱病"，1967 年 Cantwell 等称之为"糖尿病性大疱病"，其是糖尿病的特异性皮肤病变，发病率低，约为 1%，但实质上水疱并不少见，常多发于较为严重的糖尿病患者，尤其是男性患者，并且随着糖尿病患者病程的延长、年龄的增长，发病率会增加。

糖尿病性大疱病的发生主要与微血管病变、神经营养障碍、局部代谢紊乱等因素有关。糖尿病患者皮肤含糖量升高、血液黏稠度改变、微小血管基底膜增厚及内皮细胞增生导致细胞缺血、缺氧和皮肤代谢异常，引起皮肤表面基底细胞液化变性坏死及表皮细胞溶解性坏死，是造成糖尿病性大疱病的病理基础。同时，当患者伴有糖尿病肾病时易引起钙、镁离子平衡紊乱，致使皮肤完整性破坏，且体内蛋白质的流失造成的低蛋白血症会导致皮肤营养障碍、皮肤脆弱易分离，进而形成水疱。

糖尿病性大疱病多见于血糖控制不良及全身营养状况差的长期糖尿病患者，特别是有糖尿病微血管并发症的患者，如末梢神经病变、肾脏病变、视网膜病变者，也可作为糖尿病发生的前兆。水疱的出现多无明显诱因、无先兆症状，突然发生。其好发于四肢末端，以足部最为常见，其次为小腿、手、前臂。水疱小则几毫米，大则10cm以上，一般为紧张性水疱，疱内液体大致呈浆液性黏稠，也可为血疱。

糖尿病性大疱病为糖尿病的特征性皮肤病损，在临床上应与类天疱疮、天疱疮、卟啉水疱病区分开，否则可能会因误用大剂量类固醇激素使病情迅速恶化，诱发酮症酸中毒、高渗性非酮症性昏迷和严重感染，甚至引起死亡。

糖尿病性大疱病与天疱疮、类天疱疮及卟啉水疱病的鉴别主要依据各自的临床特点。寻常型天疱疮多见于中年以上患者，在正常皮肤上发生松弛性水疱，疱液开始呈清亮色，而后变为出血性或血清脓性，水疱易破，疱破留下糜烂面，尼科利斯基征阳性，口腔黏膜常受侵；类天疱疮多见于老年人，40岁以下发病者罕见，疱疹出现前常在皮肤上先出现非特异性红斑、荨麻疹或偶尔出现湿疹，荨麻疹出现后1～3

周出现水疱，具有播散性并可累及全身，多见于肢体屈侧，常伴有严重的瘙痒，尼科利斯基征阴性，黏膜损害轻或无；卟啉水疱病水疱易破并糜烂，尿中卟啉检查阳性。

目前还可通过超微结构、直接免疫荧光和间接免疫荧光检查对上述疾病予以鉴别。糖尿病性大疱病的病变部位在表皮内或表皮下，而卟啉水疱病的病变部位在真皮内；糖尿病性大疱病受损细胞内固定纤维和半桥粒结构完全消失，而类天疱疮受损皮肤的细胞内固定纤维和半桥粒结构并不消失，直接免疫荧光检查可发现免疫复合物沉积在真表皮交界处，间接免疫荧光检测血清有类天疱疮抗体的存在。

当糖尿病患者出现糖尿病性大疱病时，不可忽视，应当根据病情程度及伤口情况，积极采取正确的治疗措施及相应的护理，以避免病情恶化，危及生命。请注意以下几点。

1. 水疱处理

因大疱病病变可以自行好转，故水疱较小时（直径＜1cm时），患者应尽量保持皮肤的完整性，保持水疱清洁，避免外界刺激因素，让疱内液体自行吸收，约1周痊愈；水疱较大时（直径＞1cm时）应采用无菌操作，对水疱位置与周围皮肤进行常规消毒，随后使用无菌注射器将疱内液体抽出，给予低体位引流，碘伏消毒后，以银离子敷料覆盖，2日后观察，如有渗出继续用银离子敷料覆盖，如无渗出更换为生理盐水清洗后用无菌敷料覆盖，每日换药1次，8～12天痊愈。

2. 日常护理

做好床边隔离，减少探视人员以防感染；治疗期间患者应穿宽松、舒适的棉质衣裤和鞋袜，避免水疱因摩擦而破溃；患者在接受静脉穿刺或血压测量时，应将一层纱布垫在患处，防止皮肤直接受压而损伤；医护人员及家属协助患者翻身时，动作应轻柔，严禁拉、推、擦等动作。

3. 健康教育

患者应积极参与健康教育，充分了解糖尿病性大疱病的相关知识，消除顾虑及紧张的情绪，保持良好的心态，增加治愈疾病信心。

4. 饮食护理

患者在日常生活中，应当进食高蛋白、高维生素、低糖或无糖、易消化的食物，饮食宜低钠，并注意荤素搭配，少食多餐；禁止食用辛辣等刺激性食物，多食用一些新鲜蔬菜、粗粮等，注意补充维生素、钙和铁，并注意磷的补充；多食梨、樱桃、柑橘、杨梅等，这些水果中富含大量果酸，能改变胰岛素分泌量，使血糖下降，有利于糖尿病病情好转。

5. 血糖监测

患者应积极治疗糖尿病，控制高血糖，尽量将血糖、血压控制在正常或接近正常的范围内。在日常生活中，患者应密切监测血糖，测试三餐前后血糖并记录，在测量血糖时尽量使用末梢血糖测试仪，以避免反复穿刺浅静脉。

总之，当糖尿病患者出现糖尿病性大疱病时，处理不当易导致破溃、感染、迁延不愈，甚至引起糖尿病肢端坏疽，但经过正确的治疗、恰当的护理，绝大部分患者可获得治愈。在治愈后，患者应进行预防性护理，以降低复发率。

第五节　糖尿病性类脂质渐进性坏死

糖尿病可以引起多系统损害，据统计，至少 30% 的糖尿病患者有皮肤受累，绝大多数表现在糖尿病发展过程中，也有少数可作为首发症状或先于糖尿病症状出现。

糖尿病性类脂质渐进性坏死（necrobiosis lipoidica diabeticorum, NLD）是糖尿病皮肤病变的一种少见类型。1929 年，Oppehhein 首先报道了第 1 例，当时称之为"糖尿病脂萎缩性皮炎"。1932 年由 Urbach 正式命名为 NLD。本病在糖尿病患者中发病率为 0.3% ～ 0.7%。

NLD 的典型临床表现为胫前边界清楚的卵圆形斑块，中央表皮萎缩稍凹陷，呈黄色，可有鳞屑和结痂，而边缘微隆起呈红色，斑块表面有蜡样光泽，可见毛细血管扩张。早期为单一的、直径数毫米的红色斑块，以后发展为直径数厘米，甚至整个胫前的皮肤损害。皮肤损害常对称发生，其中约 1/3 可发生溃疡，甚至部分恶变为鳞癌。除经典的胫前损害（85%）外，亦可发生于其他部位（15%）：足、大腿、阴茎、上肢、躯干和头面部。病理学表现为肉芽肿型和坏死型，坏死型的典型特征是真皮内胶原纤维变性坏死，胶原纤维形态、大小不一，排列紊乱；肉芽肿型典型特征是血管内皮细胞增生，巨噬细胞和淋巴细胞浸润及黏蛋白沉积。

NLD 的确切病因和发病机制目前还不清楚，归纳起来有以下几种推测。

（1）糖尿病微血管病变：研究发现，血管壁的糖蛋白沉积是糖尿病血管病的主要发病机制，在 NLD 患者皮损处的小血管壁也存在类似的糖蛋白沉积，故推测糖尿病微血管病变所致的血管闭塞、组织坏死可能是 NLD 的致病机制之一。

（2）免疫机制：有报道 NLD 与克罗恩病、溃疡性结肠炎、类风湿关节炎、自身免疫性甲状腺病、结节病等自身免疫性疾病伴发，提示 NLD 患者存在免疫功能异常。免疫荧光发现，NLD 患者皮损组织的血管壁上有免疫复合物（IgM、IgA 及 C3）和纤维蛋白原沉积，NLD 可能是抗体介导的免疫复合物性血管炎激发血管的早期改变。

（3）血小板异常：血小板聚集增多及其导致的血管病变可促进皮肤血管的血栓形成，进而促使皮肤血管闭塞的发生。有研究发现 NLD 患者体内的血小板生存时间比正常水平下降 50%，考虑血小板异常在 NLD 的发病过程中起作用。

（4）创伤：NLD 皮损最常见于胫前部位，其次是足背踝部、头面部，少数见于腹部、股部和阴茎等。皮损好发部位易受摩擦创伤，且部分患者由虫咬诱发，提示创伤可能是一部分患者的直接诱因。

（5）其他：既往的研究证实胶质瘤相关癌基因蛋白 -1（glioma-associated oncogene-1，Gli-1）在皮损中呈现高表达，有研究指出使用 Gli-1 抑制剂，如他克莫司等可有效治疗 NLD 及其他肉芽肿性疾病，提示 Gli-1 癌基因的高表达与 NLD 等肉芽肿性的病理改变有关。已有多篇文献报道 NLD 皮损可出现癌变，是否与 Gli-1 癌基因的促癌因素相关还需进一步证实。此外，TNF-α 在 NLD 患者的血清及皮损组织中浓度很高，而经有效治疗后，表达水平下降，提示 TNF-α 也与 NLD 的发病机制有关。

NLD 发病率低，在治疗方面还无大样本的循证医学研究。目前治疗主要集中在改善皮肤血流循环、糖皮质激素等抗炎、局部促创面愈合、物理治疗及外科手术等五方面。

NLD 早期治疗的目的是预防溃疡和感染、减轻疼痛和瘙痒、改善外观，晚期则疗效不佳。血糖达标可通过逆转高糖诱导的微血管病变和胶原蛋白交联、减轻炎症反应等机制改善皮损。糖皮质激素抗炎和（或）免疫抑制剂治疗为目前临床的首选方案。系统使用糖皮质激素及局部使用粒细胞集落刺激因子可获良好治疗效果。需要明确的是，血糖升高并不是口服糖皮质激素的绝对禁忌，只要在使用期间严密监测血糖，根据血糖适当调节降糖方案即可。

重组人粒细胞 - 巨噬细胞集落刺激因子（rhGM-CSF）作为伤口愈合的启动子，参与加速伤口愈合所必需的一系列机制，如参与血管生成，促进溃疡愈合。而在常规治疗基础上，局部给予生长因子有较好的疗效，使用安全，无须监测其他生化指标。此外，高压氧治疗对 NLD 溃疡治疗有一定疗效，可能与局部氧张力的提高促使伤口愈合所需生化反应的进行有关，但是需注意可能会引起鼓膜损伤。

NLD 发病率低，病程长，可长达数年之久，其主要并发症是溃疡，常继发于外伤。在慢性溃疡的基础上继发鳞状细胞癌的风险增大，由于 NLD 易被误诊，临床上应引起重视，更要警惕在 NLD 皮损基础上（尤其是病史较长的患者）继发癌变的可能。

第六节　脂肪萎缩性糖尿病

脂肪萎缩性糖尿病是一大类合并有全身或部分脂肪萎缩、脂质代谢异常的严重胰岛素抵抗综合征，是一组包含遗传学异质性的罕见疾病。由于严重的高三酰甘油血症常诱发急性胰腺炎，患者常伴有脂肪的不正常分布，脂肪沉积在肝脏、肌肉等组织。

脂肪萎缩性糖尿病一般分为先天性和获得性两种，两者依据脂肪萎缩累及部位不同，又可分为全身性脂肪萎缩和部分性脂肪萎缩。先天性全身性脂肪萎缩性糖尿病（CGLD），代表类型为 Berardinelli-Seip 综合征，在婴儿期即可见皮下脂肪缺如，有家族遗传史，约半数智能发育延迟。目前已发现的责任基因有 AGPAT2（BSCL1）基因和 Seipin（BSCL2）基因。先天性部分性脂肪萎缩性糖尿病（FPLD）是一种很少见的常染色体显性遗传病，以不正常的皮下脂肪分布为特征。患者出生时体脂分布正常，在青春期以后逐渐出现四肢、躯干、臀部皮下脂肪进行性萎缩，颈面部、腹部皮下脂肪表现为相对堆积，而肌间、腹腔内、胸腔内脂肪分布多数正常，患者有重度的胰岛素抵抗和糖尿病。根据受累基因的不同，有学者将 FPLD 分为 FPLD1、FPLD2、FPLD3，FPLD2 与 LMNA 基因突变相关，而 FPLD3 则与过氧化物酶体增殖物激活受体 -γ 基因相关。

脂肪萎缩性糖尿病的发病机制目前尚不明确，但有很多推论与假说，主要包括：①脂肪组织自身消失，对胰岛素受体产生继发性失效；② IGF-1 受体和受体后胰岛素信号转导都存在异常；③胰岛素受体前部分存在胰岛素抗体,部分患者胰岛素水平不高,与胰岛素清除增加或胰岛素在靶组织降解加速相关;④交感神经系统功能亢进;⑤下丘脑、垂体功能异常,生长激素等异常释放。

临床表现:①全身脂肪萎缩乃至消失而导致脂肪营养不良,患者皮下、腹腔内、肾周脂肪萎缩或完全消失,肌肉及静脉轮廓显露,但特定的部位如乳房、舌、颊部、眼眶、手掌、足底等尚存在脂肪;②胰岛素抵抗严重,但不易发生酮症酸中毒,患者表现为胰岛素耐药性糖尿病,有的患者每日胰岛素用量 3000U,治疗效果仍不佳;③常伴有肝脾肿大,可发展至肝硬化、肝衰竭;④常伴有黑棘皮、多毛、黄色瘤、高三酰甘油血症;⑤发病数女性多于男性,女性可有多毛、阴蒂肥大等男性化表现,男性可有阴茎肥大;⑥常有家族史。

全身性脂肪萎缩性糖尿病的诊断标准分为主要标准和次要标准,符合 3 个主要标准或者 2 个主要标准和 2 个及 2 个以上次要标准即可诊断。主要标准:①躯干、四肢及面部的脂肪萎缩;②特殊外貌(包括下颌前突、肌肉肥大所致的运动员外观、骨龄提前、手足增大,阴蒂肥大或者男性外生殖器肥大);③肝大;④高三酰甘油血症(有时胆固醇水平也升高);⑤胰岛素抵抗(血清中 C 肽或胰岛素水平升高 / 黑棘皮)。次要标准:①肥厚型心肌病;②轻度智商低下(50～70)至中度智商低下(35～70)导致精神发育迟缓;③多毛症;④女性性早熟;⑤骨囊肿;⑥静脉曲张。

脂肪萎缩性糖尿病患者的治疗应首先注意饮食,高脂血症受饮食影响很大,所以调节脂肪、碳水化合物和蛋白质比例,禁酒,避免暴饮暴食,可有效降低血脂水平和急性胰腺炎的发作次数。此外,脂肪组织萎缩后，脂肪细胞分泌的瘦素、脂联素均会减少，而瘦素、脂联素的减少反过来又会加重胰岛素抵抗，2004 年 Ken 等首次对脂肪萎缩性糖尿病患者使用瘦素替代治疗，取得突破性成果。其次，胰岛素及胰岛素增敏剂等虽可部分降低血糖水平，但临床效果不佳，在目前国内无瘦素产品的前提下，胰岛素仍不失为一种治疗手段。应用保护肝脏、改善循环的药物等对症治疗，也能起到延缓糖尿病并发症发生发展的作用。

综上，脂肪萎缩性糖尿病是一种发病率较低的疾病，但预后往往不佳，患者常因肥厚型心肌病、心力衰竭、肝昏迷而死亡，在用胰岛素治疗的基础上，临床医生应针对个体制订相应的营养干预及护理指导计划，做好健康宣教、心理护理，提高患者生活质量。

第七节 糖尿病与皮下脂肪增生

随着糖尿病患者胰岛素皮下注射应用的逐渐增多，与之相关的并发症也日益增多。皮下脂肪增生（LH）是胰岛素长期皮下注射的一种常见并发症，患者病变部位皮下组织出现增厚的"橡皮样"改变或瘢痕样改变，质地硬，视诊可见或不可见，但通过仔细触诊可以发现。据全球注射技术调研报告，全球胰岛素注射患者脂肪增生的发生率为 48%，其中我国的发生率为 31%。西班牙的一项研究结果显示约 2/3 的胰岛素注射患者会发生脂肪增生，其中 1 型糖尿病患者脂肪增生的发生率为 72.3%，2 型糖尿病患者脂肪增生的发生率为 53.4%。

皮下脂肪增生最常发生于腹部肚脐两侧，其次为上臂、大腿中部和臀部。皮下脂肪增生不但影响糖尿病患者胰岛素注射疗效的发挥，而且给社会及家庭带来了额外的经济负担。胰岛素注射在脂肪增生的部位，会进一步加重脂肪增生，导致胰岛素吸收减慢或不稳定，注射时阻力也会增大，有胰岛素漏液现象，造成血糖控制不良，为达到更好的血糖控制，增加胰岛素剂量，结果会导致治疗费用的增加。而如加大剂量的胰岛素注射到正常的皮下组织，胰岛素吸收良好又会增加患者发生低血糖的风险。研究显示，有脂肪增生的患者胰岛素日总剂量平均多出 11IU，日均胰岛素剂量增加了 1/3，经济负担加重，而患者的血糖控制仍欠佳，脂肪增生患者的糖化血红蛋白水平比无脂肪增生的患者高出 0.5%。在脂肪增生的患者中有 49.1% 会出现血糖波动，39.1% 的患者会发生不明原因的低血糖；而在未发生脂肪增生的患者中，该比例仅分别为 6.5% 和 5.9%。

胰岛素注射所致的皮下脂肪增生属局部脉络损伤、血气瘀滞、蕴而化热、瘀热内结的范畴。西医认为皮下脂肪增生产生的原因有多种：①组织由于长时间受胰岛素刺激，出现水肿和细胞代谢紊乱，致使药液不能及时吸收而滞留在局部，对局部产生化学性刺激。②由于注射时间延长，注射深度不够，局部血循环不良及局部感染，结缔组织内毛细血管逐渐减少，胶原纤维增生形成硬结。尤其一些患者反复连续在一处注射，使肌纤维受损、变性、萎缩，也同样可形成硬结。多项研究表明注射部位的脂肪增生与患者未进行注射部位的轮换具有强相关性。③皮下脂肪增生的发生还与针头复用有关，尤其针头重复使用

5 次以上时发生皮下硬结的风险明显增加。多次重复使用的针尖不可避免会出现变钝变弯，可使注射部位的皮肤组织损伤，出现肿胀、硬结甚至诱发感染，导致局部反复的慢性损伤，可加速皮下硬结的形成。④相比无脂肪增生的患者，皮下脂肪增生还与以下因素存在显著相关，包括年龄、BMI、糖尿病类型、胰岛素使用年限、针头自费率、每日注射次数、胰岛素日剂量及 HbA1c 等。因此，对于糖尿病接受胰岛素注射患者，做好皮下脂肪增生的防治至关重要。

　　目前皮下脂肪增生的治疗方法有限，对于胰岛素注射所致的皮下脂肪增生亦没有快速有效的治疗方法，其自行恢复需要数月乃至数年时间。有专家建议利用土豆片外敷治疗注射部位肿胀、硬结疗效显著，是预防和治疗胰岛素注射后硬结形成较理想的方法之一。另有研究发现，硫酸镁局部湿热敷可引起神经肌肉传导阻滞，使周围血管平滑肌松弛，血管扩张，促进局部血液循环，解除局部炎症，对皮肤组织轻度的红肿、疼痛、轻度硬结有效，但对中度硬结作用效果缓慢，对深部硬结作用效果甚微，而采用中药湿热敷 + 红外线照射治疗胰岛素注射所致的皮下硬结效果明显，可浸透、祛瘀、消肿止痛，增加局部组织血液循环，促进硬结吸收。还有的医生鼓励患者每日对注射区域进行按摩，为损伤区域提供丰富的血供、血氧，减少组织细胞的变性坏死，促进注射区皮下组织损伤处炎症吸收消散，减少注射区皮下纤维组织变性、增生。国外有研究采用振动脂肪抽吸术来去除患者腹部硬结，但只有当硬结大到类似于腹部包块而影响美观时，患者才会选择手术治疗。因此皮下脂肪增生应以预防为主。

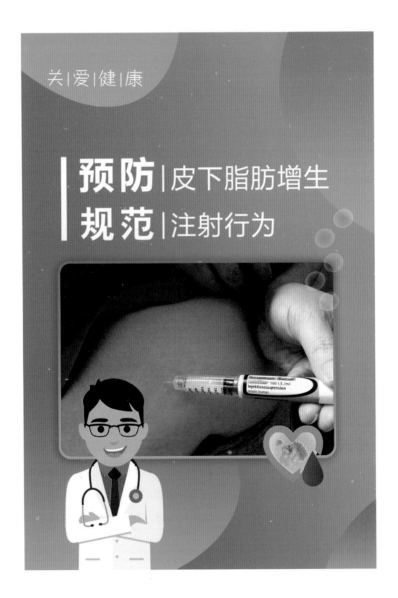

初次注射胰岛素的患者，应接受糖尿病专科护士的规范化注射指导，从早期规范注射行为。皮下脂肪增生的预防方法如下。

（1）首先，患者在每次注射胰岛素之前都要观察拟行注射部位皮肤颜色、表面毛孔的大小，侧光观察是否有局部隆起。正常的部位捏起皮肤较薄，而发生皮下脂肪增生的部位则相反，也可以手指指腹游走性轻压待注射区域，感知触碰硬结的存在及大小。若发现皮下脂肪增生，应立即更换部位。

（2）注射时，应保持注射部位的清洁，注射前应用酒精消毒注射部位。在不捏皮的情况下可以 45°进针，以增加皮下组织的厚度，降低注射至肌肉层的危险。使用较短（4mm 或 5mm）的针头时，大部分患者无须捏起皮肤，并可 90°进针。使用较长（≥ 8mm）的针头时，需要捏皮和（或）45°进针以降低注射至肌肉层的风险。

（3）根据患者每天胰岛素注射频次为患者制订胰岛素注射部位轮换计划，包括在不同注射区域内大轮换和同一区域内每一次注射之间的小轮换。可以将注射部位等分为四个区域（大腿或臀部可等分为两个区域），每周使用一个等分区域并始终按顺时针方向进行轮换。在任何一个等分区域内注射时，每次的注射点都应间隔至少 1cm，以避免重复的组织损伤。

（4）胰岛素注射针头即使使用一次针尖也会损伤，重复使用会增加注射部位周围组织损伤，从而促进皮下脂肪增生的发生，所以建议患者每次注射均更换针头。在完成注射后应立即卸下，套上外针帽后废弃，而不应留置在胰岛素笔上。

规范的胰岛素注射行为不仅可以有效降低脂肪增生患者低血糖发生率和减少血糖波动，还能减少糖尿病患者胰岛素注射剂量，从而减少每月胰岛素费用支出。因此，患者应该掌握正确的胰岛素注射方法，早期预防皮下脂肪增生。

第九章

"糖友"须知

第一节　糖尿病患者的血糖波动

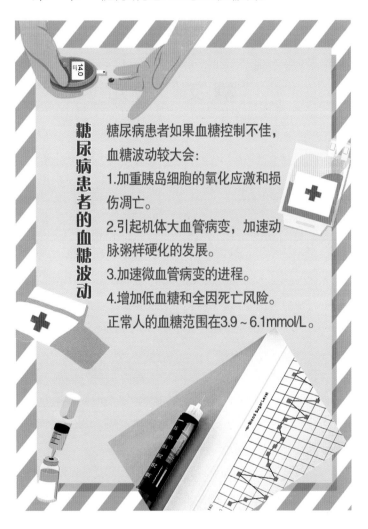

糖尿病患者的血糖波动

糖尿病患者如果血糖控制不佳，血糖波动较大会：

1.加重胰岛细胞的氧化应激和损伤凋亡。

2.引起机体大血管病变，加速动脉粥样硬化的发展。

3.加速微血管病变的进程。

4.增加低血糖和全因死亡风险。

正常人的血糖范围在3.9～6.1mmol/L。

血糖波动也称血糖变异性，指血糖水平在其波动的高值和低值间变化动荡的非稳定状态。其不仅包括短期血糖波动，即日间血糖波动和日内血糖波动，还包括长期血糖波动，即 HbA1c 变异性。

糖尿病防治指南对患者的综合调控强调个体化，对于新诊断和早期的 2 型糖尿病患者，指南建议采用严格控制血糖的策略使 HbA1c 达标，以降低糖尿病并发症的发生风险。但 HbA1c 相同的患者血糖波动幅度可能相差很大，而日内或日间血糖波动幅度更大的患者发生糖尿病并发症的风险更高，因此，血糖波动是评价血糖控制的重要指标之一。严格的血糖控制不仅要求 HbA1c 达标，还应关注空腹血糖、餐后血糖，减少血糖波动。

1. 引起血糖波动的因素

（1）胰岛 B 细胞功能：糖尿病患者自身 B 细胞功能减退甚至衰竭，造成体内胰岛素水平不足，血糖调节能力低下，导致血糖容易波动；并且 B 细胞功能越差，血糖波动幅度越大。

（2）饮食：饮食的"质"和"量"均可影响血糖波动，摄入高升糖指数食物及食物摄入量过多均可引起餐后血糖迅速升高，导致血糖波动的幅度增加。

（3）药物：应用降血糖药物所带来的低血糖也是血糖波动增加的诱因之一，尤其是使用胰岛素、胰岛素类似物或磺脲类药物的患者，因为这些药物的低血糖风险较高，更易造成血糖波动。研究提示，在磺脲类促泌剂基础上联合 α- 糖苷酶抑制剂，可减少低血糖发生，显著改善血糖波动；使用胰岛素 / 胰岛素类似物治疗的患者联合 α- 糖苷酶抑制剂后平均血糖波动幅度（MAGE）显著改善。

此外，长病程、高龄、饮食和运动不规律、治疗依从性差、情绪应激、睡眠障碍、酗酒、感染、胰岛素不规范注射等多种因素也可增加血糖波动，而应对餐后血糖的药物作用不足也是导致血糖波动的原因之一。

2. 血糖波动对机体的影响

（1）血糖波动和胰岛 B 细胞功能：有研究发现，平均血糖波动幅度与餐后胰岛 B 细胞功能和基础胰岛 B 细胞功能呈负相关，而餐后胰岛素分泌缺陷对血糖波动影响尤为明显。其他一些研究也证实，血糖波动与胰岛 B 细胞功能呈负相关。大量临床研究表明，胰岛 B 细胞功能缺陷会加重血糖波动。而波动性高糖较持续性高糖可加重胰岛细胞的氧化应激和损伤凋亡。

（2）对大血管病变的影响：血管内皮功能异常是动脉粥样硬化（AS）的始动环节。血管内皮功能损伤导致血管收缩、白细胞黏附、血小板激活，发生有丝分裂、血栓形成、血管炎症，最终加速 AS 的发展。颈动脉内 - 中膜厚度（CIMT）是目前公认的反映 AS 的早期指标，是冠心病和脑卒中的独立危险因素。有研究指出，日间血糖平均绝对差（MODD）是 CIMT 的重要危险因素。也有研究发现 MAGE 与下肢血管病变评分呈正相关。

（3）对微血管病变的影响：糖尿病微血管病变的典型改变是微循环障碍、微血管瘤形成和微血管基底膜增厚。众所周知，高血糖通过 AGE、多元醇途径、己糖胺途径、PKC 的激活，以及细胞内外信号转导调节异常等导致微血管的改变。血糖波动可刺激上述过程，加速糖尿病微血管病变进程。

（4）对低血糖和死亡率的影响：大量研究已证实，在老年和重症患者中，血糖波动可增加全因死亡风险。其原因可能与血糖波动大增加低血糖风险有关，而低血糖增加老年和危重患者的全因死亡风险及心血管疾病相关死亡风险已是不争的事实。

（5）对周围神经病变的影响：有研究指出血糖波动与痛性神经病变疼痛程度有关，积极控制血糖波动有助于对神经病变的治疗。

自我血糖监测（SMBG）作为评估血糖波动的简便方法，可以帮助患者更好地实现血糖水平的稳定达标。对于使用胰岛素治疗的患者，每日至少 3 次应用 SMBG 可以更好地降低总体高血糖水平并避免低血糖事件的发生，从而有效减少血糖波动。

血糖波动可通过损伤血管内皮、激活炎症反应和凝血等机制，参与糖尿病并发症的发生。在糖尿病防治过程中，血糖控制不仅要争取 HbA1c 达标，更要注意减轻血糖波动。在临床工作中，应对糖尿病患者进行个体化治疗及综合干预，实现精准降糖、平稳达标，以提高患者的生活质量，降低并发症的发生风险，改善患者预后。

第二节　夜尿增多不一定都是糖尿病惹的祸

夜尿增多指夜间迫于尿意而需起床排尿≥ 2 次，并且每次均中断睡眠。老年糖尿病患者或病程超过 10 年的患者，常常会出现夜尿增多的现象，其原因与肾功能的减退，尤其与肾小管功能的减退有关。

肾小管的主要功能是重吸收肾小球滤过液中的电解质、蛋白质及绝大部分水分，调节尿液的 pH 值，稀释、浓缩尿液。其中水的重吸收主要在远端肾小管进行，当远端肾小管受损时，则出现尿浓缩功能减退，产生低渗透压、低比重尿。糖尿病代谢功能障碍，血液的高渗、高黏状态，微血管损伤，肾小球的高滤过、高灌注状态等均可以使肾小管的结构异常，如肾小管上皮细胞呈颗粒样或空泡样变性，晚期则出现肾小管萎缩、基底膜增厚。结构的异常必然导致功能受损。

夜尿增多是困扰糖尿病患者生活的一种常见症状，严重影响患者的睡眠质量，还可进一步导致患者日间疲乏，降低患者总体健康水平和生活质量，尤其老年患者夜尿增多还会增加跌倒、骨折的发生风险，明显增加心脑血管事件的发生风险，从而增加糖尿病治疗的难度。因此，对糖尿病患者来说，及早地找到夜尿增多的原因，进行科学正确的治疗，才是当下急需要做的。

严格来讲，夜尿增多并不是一种疾病，而是一组症状，其原因可以是多方面的。按发病机制，可将夜尿增多分为夜间尿量增多型、膀胱容量减少型和混合型（夜尿量增多 + 夜间膀胱容量减少）。

夜间尿量增多型常见原因包括充血性心力衰竭（患者夜间平卧后回心血量及心搏出量增加，肾灌注改善，夜尿量增多，因此认为夜间多尿可能是心力衰竭的早期信号）、老年人抗利尿激素分泌节律异常（夜间分泌减少）、阻塞性睡眠呼吸暂停综合征、肾功能不全、使用利尿剂、睡前液体摄入过多等。

膀胱容量减少型常见病因包括膀胱出口梗阻、膀胱过度活动症、夜间逼尿肌过度活动、神经源性膀胱、泌尿系肿瘤、膀胱炎、膀胱结石等。其中膀胱出口梗阻通常是指膀胱颈和（或）近端尿道的梗阻性疾病，最常见的为老年男性良性前列腺增生症（benign prostatic hyperplasia，BPH）；膀胱过度活动症在老年人群中发病率高，且随增龄明显增加。

有些患者甚至是基层医务人员都认为夜尿增多是老年人的正常生理现象，对其危害认识不足，易导致误诊及延误治疗。但是言过其实会使患者产生焦虑情绪，因此，应正确认识夜尿增多，帮助患者树立其可防可治的意识。

对于前列腺增生、膀胱出口梗阻、膀胱过度活动症引起的夜尿症状，可采取手术治疗方法，通过手术解除梗阻、舒缓尿道平滑肌、增加膀胱容量或降低膀胱反应性等治疗改善尿控。对于夜间尿量增多型的治疗，可以小剂量应用去氨加压素；对于膀胱容量减少型，主要在日常生活中增加膀胱容量的锻炼，辅助以 α 受体阻滞剂和抗胆碱能药物等，可以起到很好的效果，也可采用生物反馈法进行盆底肌锻炼，通过控制膀胱逼尿肌等，改善夜尿症状。电刺激疗法也通过对储尿和排尿的各反射通路或效应器官施以适当的电刺激而达到治疗目的。

此外，临睡前饮用大量液休，包括水、浓茶、咖啡等饮料均可引起夜尿增多；精神紧张、失眠症的患者容易夜尿频率增加。因此，应减少睡前液体摄入量，需服用利尿剂的应在晨起时一次性服用，而不要在下午或晚上服用，输液也尽量安排在上午，同时，调整情绪和精神状态，积极锻炼身体，只有这样，才能避免夜尿增多带来的危害。

第三节　糖化血红蛋白

糖化血红蛋白（glycosylated hemoglobin，GHb）是血液中葡萄糖与红细胞中的血红蛋白通过非酶促反应结合的产物，其含量的高低与血液中的葡萄糖浓度呈正相关。我们在临床上很难见到 GHb，耳熟能详的是 HbA1c。其实，HbA1c 是 GHb 的一种亚型，占总GHb 的 60% ～ 70%，因为它的结构稳定，临床常用 HbA1c 代表GHb。红细胞在血液内寿命大约为 120 天，因此 HbA1c 的值能反映过去 2 ～ 3 个月的血糖平均水平。和测定血糖相比，检测 HbA1c 的好处显而易见：它的变异率小，稳定性高，无需空腹，短期生活方式的改变不影响检测结果。HbA1c 是评价长期用药治疗效果及预测糖尿病并发症的发生、发展的可靠指标，被学术界公认为是糖尿病长期血糖监测的重要标准。

正常人 HbA1c 约在 7% 以下，正常参考值为 5.89%±0.9%（4.99% ～ 6.79%）。2015 年，美国糖尿病学会（ADA）首次批准HbA1c 作为糖尿病 4 种诊断方法的一种，其诊断切点为 ≥ 6.5%，建议 HbA1c 为 5.7% ～ 6.4%（39 ～ 46mmol/mol）作为糖尿病前期的诊断依据是合理的，HbA1c > 6.0%（> 42mmol/mol）的患者应考虑患有糖尿病的风险很高。

HbA1c 检测的临床意义如下。

（1）评价血糖的总体控制情况：ADA 建议 HbA1c 控制在 7% 以下，国际糖尿病联盟（IDF）建议控制标准＜ 6.5%，我国糖尿病指南建议控制在 6.5% ～ 7.0%。对糖尿病患者来说，当 HbA1c ≤ 7% 时，血糖控制比较理想，如果大于 8%，则意味着要采取强化措施控制血糖。

（2）可鉴别糖尿病性血糖与应激性血糖，前者 HbA1c 水平增高，后者水平正常。

（3）对糖尿病患者治疗效果进行监测和评判。糖尿病患者应定期检测，需将 HbA1c 控制在 6% ～ 7%，如高于该范围，就应引起注意，采取一系列治疗措施，控制其水平。

（4）HbA1c 是反映糖尿病患者出院后病情控制情况的一个很好的指标。糖尿病患者出院后病情稳定时，每年至少要接受两次 HbA1c 的检测；在病情不稳定的情况下或血糖控制不稳定及正在服用胰岛素治疗的患者，每年应定期检测 HbA1c 至少 3 次。

值得注意的是，HbA1c 虽是反映平均血糖的良好指标，却不能反映血糖波动的大小，对于血糖波动较大的糖尿病患者，HbA1c 无法反映疾病的严重程度及进展。

HbA1c 实验室检测方法是离子交换高效液相色谱法，该方法在临床实验室的原理是将血样稀释后注入分析柱，而层析站双泵将预先设置的离子浓度递增的缓冲液注入分析柱，血红蛋白通过与柱中物质的离子相互作用而分离。然后，分离出的血红蛋白通过滤色光度计的流通池，在这里测出波长 415nm 的吸光度变化，利用临床数据管理软件进行数据归纳和整理，通过一系列的计算校准得出最终的值。

除了方法学原因，HbA1c 的检测还受许多因素影响，如任何缩短红细胞平均寿命的疾病，如溶血性贫血、活动性出血等，均可使红细胞暴露于葡萄糖的时间减少，HbA1c 的水平也相应降低。相反，任何增加循环中红细胞平均寿命的因素，如脾切除、缺铁性贫血等，均可使 HbA1c 水平升高。HbA1c 存在种族差异，维生素 C 和维生素 E 也可以抑制血红蛋白的糖基化，从而使 HbA1c 水平降低。血红蛋白病、高三酰甘油血症、高胆红素血症、慢性酒精中毒、长期摄入水杨酸、阿片成瘾等，都会干扰 HbA1c 的测定。单次测定 HbA1c 无法明确诊断或病情时，联合血糖检测或观察 HbA1c 的动态变化。

因此，临床工作中需注意贫血患者的 HbA1c 不用于糖尿病的筛查或诊断，并且不同种类的贫血对 HbA1c 生成的影响程度也有所不同。

缺铁性贫血是机体铁的需要量增加和（或）铁的吸收减少，使体内贮存铁耗尽而缺乏，又未得到足够的补充，导致合成的血红蛋白铁不足引起的贫血。该类贫血是临床上最常见的一种贫血。在这种情况下，与葡萄糖结合的那部分血红蛋白变化不大，总的血红蛋白的减少，使得 HbA1c 浓度升高，有研究显示，缺铁性贫血的严重程度与 HbA1c 呈现一定的相关关系，贫血越严重 HbA1c 水平越高。糖尿病合并缺铁性贫血时，会过高地评估 HbA1c。

溶血性贫血是由各种原因导致红细胞自身缺陷（如细胞膜、能量代谢酶和血红蛋白分子缺陷等）或外在因素使红细胞寿命缩短、破坏加速，超过骨髓造血的代偿能力而引发的一类贫血。当该类贫血合并糖尿病时，由于红细胞数量减少、红细胞平均寿命缩短，HbA1c假性降低，这时HbA1c不能作为糖尿病病情观察和疗效检测的指标。

地中海贫血是一种遗传性溶血性贫血，是由于珠蛋白基因的缺陷，血红蛋白的蛋白肽链有一种或几种合成减少或不能合成，导致血红蛋白的成分改变而引起的一种贫血类型。在这种情况下，地中海贫血患者由于珠蛋白的缺失血红蛋白的空间结构发生变化，导致HbA1c浓度偏低。当糖尿病合并地中海贫血时，地中海贫血的患者会被过低地评估HbA1c水平。

第四节 "糖友"体检注意事项

糖尿病是一组由多病因引起的以慢性高血糖为特征的全身性代谢性疾病，目前尚无根治方法，因此，早检查、早发现、早诊断、早治疗是糖尿病防治的主要方法。对于新发的糖尿病患者，需要专业的检查评估胰岛功能及胰岛素敏感性，但是也要警惕一些新发患者可能患病已久，糖尿病全身并发症筛查非常必要。对于老病友来说，定期科学检查可以及时评估疾病进展情况，以便调整治疗策略。

通过健康体检可以了解自身健康状况，发现一些不易察觉的早期病变，以便及时干预，终止疾病的发生发展，达到事半功倍的效果。有研究表明，80%的医疗支出用于治疗那些可预防的疾病上。但有不少受检者对体检的一些关键环节认识偏差，重视不够，出现种种疏漏，使体检的目的难以达到。为此，提醒参检患者注意以下几点。

体检前应对口腔、鼻腔、外耳道进行清洁，以免影响检查效果。体检顺序一般为先抽血，量血压，测身高体重，做 B 超。吃早餐后，再完成其他项目检查，以免时间过长出现低血糖现象。体检前 3 天内，保持正常饮食，勿酗酒，避免剧烈运动，体检当日应禁食 8～12 小时，以免相关项目数值不准。体检表上的姓名、性别、出生日期、工作单位和部门，一定要全面、清晰、准确，以免张冠李戴。

采血结束后，立即用消毒干棉签按压穿刺部位，需在针眼及向上 1～2cm 处纵向按压 3～5 分钟止血，不能搓揉，以防造成皮下血肿，24 小时内保持穿刺手臂清洁干燥。采血后按压时间要充分，因个体差异，每个人的凝血功能不同，凝血功能差的患者需要稍长时间的按压。所以当皮肤表层看似未出血就马上停止按压，可能造成未完全止血，而使血液渗至皮下造成青瘀。若有出血倾向，更要延长按压时间，若局部已经出现青瘀，24 小时后可用热毛巾湿敷，以促进淤血吸收。采血后患者应休息 15～30 分钟，可静坐或躺着休息，若出现晕针或低血糖症状，应立即就地平卧，饮一些含糖饮料，待症状缓解后离开。

留取尿液时应使用体检中心提供的清洁容器，体检者应在体检中心内留尿，防止尿液时间过长或用不清洁的容器，使尿液中的某些化学成分或有形成分破坏，如葡萄糖分解、红细胞溶解等，影响尿液检查结果。留取的尿液应是在膀胱内停留 4 小时以上的尿液。所以，留尿前不要大量饮水，以免稀释尿液，影响检查结果。粪便标本也应在体检中心内留取，如大便有黏液或血液，应选取黏液及血液部分，以便提供准确的信息。需要注意的是在粪便检查的前 3 天，不进食含血食品，不能混入尿液，标本盒应洁净干燥，以防结果不准确。

女性特殊准备：女性体检要避开月经期。因为女性在月经期其红细胞沉降率（简称血沉）、红细胞值等都会有所改变，此时抽静脉血化验，检验结果会有所不同。经期留取尿液也容易混入阴道分泌物，影响结果的判定。部分女性在月经期往往出现乳房肿痛并伴有大小不同的肿块，这样会在体检时造成假象，需要在月经过后复查。妊娠或可能妊娠的女性受检，请事先告知医护人员。妇科超声一般是经皮肤检查，使膀胱充盈，以便观察子宫附件。由于做腹部超声检查时常常被告知不能进食、饮水，受检者很难使膀胱充盈到符合要求。饮水需要 40 分钟以上，精力消耗很大。目前一般指导受检者在做腹部超声检查前慢慢饮水，少讲话，避免胃肠胀气对肝脏、胆囊等器官超声检查的影响，实践证明这种方法是行之有效的。

某些药物会干扰体内代谢，导致化验结果产生偏差和错误。不少抗生素、抗炎镇痛药、激素类药、避孕药及维生素等都可能影响检验结果。例如，维生素 C 就会明显干扰血糖化验，使血糖化验值偏低。要保证血糖化验结果真实可靠，验血前一天应暂停服用维生素 C，特别是长期服用维生素 C 的糖尿病患者更要引起注意。降血脂药、避孕药、噻嗪类利尿剂、β 受体阻滞剂、免疫抑制剂、某些降压药、降血糖药、胰岛素及其他激素制剂等可影响血脂检验结果，应根据药物特性在血脂检验前停药数天至数周。但高血压、糖尿病、心脏病等疾病的治疗用药是不能随意突然停药的，否则会造成血压骤升、血糖值升高，导致酮症酸中毒而引起危险，甚至引发心脏病发作。体检时如不能停药，应记录用药情况，恰当评估药物对检验结果的影响。

体检就是在一个人正常生活状态下进行的一次检查，最重要的是保证充足睡眠，不要过度劳累，保证合理饮食。对于糖尿病患者，较长时间禁食、禁水及体检时的活动、劳累，还可造成低血糖，所以糖尿病患者在体检时最好有人陪伴，并尽量减少活动，尽早抽取标本。进行需空腹检查的项目，应携带易消化的食品，如巧克力、牛奶、饼干等，一旦出现心悸、气短、出冷汗等症状，立即进食上述食品，以保证安全。另外，如有以往检查的病历资料一定要带上，以便给医生提供过去的病情和用药情况。

由于缺乏必要的医学常识，很多人虽然有健康体检的意识，却不懂得如何正确体检。不少慢性病患者在参加体检前，为了保证做到"空腹"，往往擅自停药，导致病情复发。还有的人只做自己认为重要的检查，对于身高、体重、耳鼻喉之类的常规项目，觉得无关紧要。殊不知，这些看上去可有可无的项目，恰恰是医生在体检时重要的参照指标。不规范、不科学的检查不如不查，它会让人活在"假放心"里而麻痹大意；亟待多管齐下，堵上体检漏洞，使其回归"治未病"的本源。

健康体检的重要性就在于及时发现疾病的蛛丝马迹，指导人们采取健康的生活方式，避免疾病的发生、发展。虽然现在体检设备越来越先进精良，体检项目也不断增加，但是，健康体检仍然是对人体健康状态的一种初步探查，很难保证将人体所有潜在疾病毫无遗漏地检查出来。因此，体检后仍需保持健康意识，如有不适还需要及时就医。

第五节 "糖友"的清淡饮食

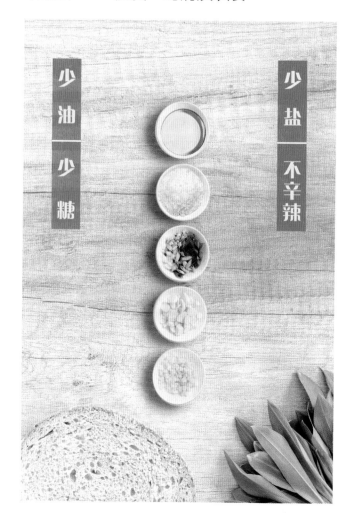

油盐酱醋是烹饪的必备之物，柴米油盐酱醋茶，也俗称"开门七件事"。中国糖尿病膳食指南（2017）指出糖尿病患者应"清淡饮食，足量饮水，限制饮酒"。但是，怎么吃才算清淡饮食？怎样正确使用厨房调味品？

有人认为清淡饮食就是只喝粥吃菜，不吃动物性食物，甚至有人认为得了糖尿病只能吃水煮菜。其实，清淡饮食的前提是食物多样化，主食以谷类为主，多吃蔬菜和水果，经常食用奶类、豆类和适量的鱼禽蛋肉。这样可以保证食物中的基本营养素满足人体的需求。在此基础上，应控制脂肪和食盐的摄入。我国指南指出，成人每天烹调油用量25～30g，食盐用量不超过6g，下面详细介绍糖尿病患者使用调味品时有哪些注意事项。

1. 油

高脂饮食对糖尿病患者的危害已众所周知，清淡饮食就要控制脂肪的用量。糖尿病患者膳食的脂肪供能比应为15%～30%。糖尿病患者应限制动物脂肪的食用，主要是限制饱和脂肪的摄入，同时也要限制烹调油的用量。

首先要选择合理的烹调方式，如用水煮、清蒸、凉拌、水滑熘、急火快炒等方法代替烤煎炸等方法，煲汤时要撇油，尤其用肉类食材煲汤时上面往往会浮有一层油脂，喝汤之前可以把油脂撇出来，炒肉时可以勾芡等，这样可以极大地减少油脂的用量；在食用油的选择方面应选择多种植物油，尽量不用动物性脂肪炒菜做饭。植物油包括花生油、大豆油、芝麻油、菜籽油、橄榄油、玉米油等，由于其脂肪酸构成不同，营养特点也不同。因此，选择烹调油也应根据自身的健康状况、烹调习惯、经济条件等，遵循多样化的原则，并经常更换；其次，家庭用油要定量，可以将全家用油量放入一个量具内，每日烹调时均匀地从里面取出，这样可以有效控制油的使用量；最后，糖尿病患者一定要警惕含反式脂肪酸的食物，应少吃含氢化植物油、起酥油、代可可脂、植脂末的食物，这类食物里含有大量的反式脂肪酸。同时，肥肉、动物皮、动物内脏等含有大量脂肪，也应限量食用。

2. 盐

盐是最基本的调味品。盐的主要成分是氯化钠，其中的"钠离子"扮演着核心角色。钠离子具有维持机体的酸碱平衡、稳定组织间液的渗透压、维持正常的肌肉神经兴奋性等独特的生理功能，是维护机体正常代谢活动、保护人体健康的重要物质。但是，过量摄入钠盐会对人体造成伤害。众所周知，过量摄入钠盐和高血压有关，但是关于糖尿病和盐的关系我们并不十分清楚。一项最新研究发现，盐摄入太多会增加 2 型糖尿病和成人隐匿性自身免疫性糖尿病的发病率。每天多摄入 1g 钠（或者 2.5g 食盐），患 2 型糖尿病的风险即增加 43%，而自身免疫性糖尿病患病率更是增加 73%。研究指出，额外增加食盐摄入可能引发胰岛素抵抗，进而增加糖尿病发病风险。

此外，人体中过量的钠盐会导致血液中钙的含量降低，从而引发骨质疏松。钠盐还有吸收水分的作用，导致体液过多的潴留，加重内脏的负担。盐摄入越多，体内潴留的水分越多，血容量越多，血管的阻力就越大，血压就越高，心、肾等内脏的负荷就越重，机体正常代谢功能就极易被打乱，进而逐渐出现水肿，产生脑血管意外或心力衰竭的危险性就大幅度增加。

我国居民盐摄入普遍超标，尤其是北方地区。日常生活中可以通过以下方法减少盐的摄入：6g盐大约是一啤酒瓶盖的量。如果用2g的限盐勺，三口之家每顿饭不超过3勺。避免食用含盐的腌制品，如咸菜、腊肉、酱菜、豆腐乳等。尽量少食用含钠高的加工食品如火腿肠等，少饮含钠量高的饮料。从小养成低盐膳食的习惯，尽量不去餐馆就餐，如果在餐馆就餐应要求厨师少放盐。对于口重的人，为满足口感的需要可以在烹制菜肴时放少许醋以提高菜肴的鲜香味，帮助自己适应少盐的食物，也可以用葱、姜、蒜、茴香、肉桂、花椒、香菜、柠檬等来调味以增加食物的风味。使用含盐的调味品（酱油、豆瓣酱、味精等）后，要更加减少食盐的用量。市场上有一种低钠盐，是将食盐中的一部分钠换成钾，减少钠摄入。但低钠盐同样需要控制数量，肾功能不好的人在食低钠盐前需要咨询医生。有些人喜欢喝菜汤，或是把菜汤倒入饭里食用，其实炒菜时很多盐分都溶化在了菜汤里，菜汤里的盐含量是最高的，所以吃完菜应把菜汤倒掉，这样能减少食盐的摄入。烹调菜肴时，先不放盐，等菜熟待食用前把少量盐末直接撒在菜上，这样味蕾可直接受到盐的强烈刺激，盐量就可以放少些。

3. 醋

从现代营养学角度分析，醋的主要成分是醋酸。酿造醋因其原理及工艺特点，尚含有乳酸、柠檬酸等有机酸及氨基酸（其中包括人体不能合成的8种必需氨基酸）、果糖、葡萄糖等糖分，还有维生素 B_1、维生素 B_2 及钙钾镁铁锌等多种矿物质及微量元素。人工合成醋是用食用醋酸勾兑而成的，除了酸味，几乎没有营养价值可言。不同品种的酿造醋营养成分不尽相同，营养价值最高的当属陈醋，每100ml

具有能量 114kcal，含有蛋白质 9.8g，钙 125mg、钾 714mg、铁 13.9mg，钙、铁含量甚至可以媲美牛奶及肉类，并且含有其他醋所没有的维生素 E；营养价值排第二的是香醋，而白醋的各种营养物质含量都偏低，几乎不含维生素。所以，可以简单地认为，颜色越深的醋，营养价值越高。

中医认为，醋，性味酸甘、温，具有消食开胃、散瘀、止血、解毒等功效，古书籍记载用于消食开胃、产后血晕、黄疸、虫积腹痛等病症。因食醋可延缓肠道对葡萄糖的吸收，延缓餐后血糖升高，糖尿病患者的饮食可适量添加食醋，注意不要选择添加了大量单糖的醋，如苹果醋等。单用醋或配合药物泡洗手脚可以治疗一些皮肤病变。醋能提供酸性条件，在烹调青菜时加少量食醋，可减少维生素 C 的破坏。

醋的好处很多，但也不可过量，一般建议每天在 20ml 以内，而且应避免空腹饮用，尤其是高浓度的，以免损伤食管及胃黏膜，消化道溃疡、胃酸分泌过多者则不建议吃醋。值得提醒的是，醋与某些药物有相互作用，所以在服药期间要注意，最好咨询一下医师，如在服用碳酸氢钠片、碳酸钙、胰酶等碱性药物时，需避免与醋同用，以免降低药物的作用。

4. 酱

常见的酱有酱油、蚝油、黄豆酱、沙茶酱等，这些调料口味鲜美咸香，用来增色增鲜。然而这些调味酱中含有不少的钠盐，如 10ml 的酱油就相当于 1.5 ～ 2.0g 盐。正是由于酱汁具有咸味，使用酱汁后就要更少地用盐。还有一些酱汁中含有糖，如耗油和番茄酱等，糖尿病患者需留意尽量少用这类。

营养师推荐糖尿病患者自己做饭，这样能掌控油和盐的用量，便于更好地控制血脂和血压。同时，搭配使用其他调味品能更好地进行饮食管理。

第六节　肥胖老人的糖尿病防治

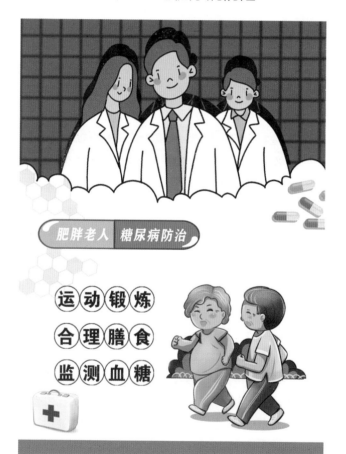

肥胖已成为全球共同面临的重大健康挑战。随着社会人口老龄化，以及生活方式和膳食结构的改变，老年肥胖发病率逐年上升。数据表明，在美国超过 1/3 的 65 岁以上老年人体重达到肥胖标准。我国国家体育总局 2015 年发布的《2014 年国民体质监测公报》显示，2014 年老年人的超重率和肥胖率分别为 41.6% 和 13.9%，比 2010 年分别增长 1.8% 和 0.9%。肥胖是影响老年人身心健康和社会功能及生活质量的重要因素，体内脂肪组织过度堆积会引发老年患者多种慢性病（糖尿病、高血压、脑卒中、癌症等），导致衰弱及少肌性肥胖发生，加重家庭及社会负担。

老年糖尿病绝大多数（可达 95%）属于 2 型糖尿病（T2DM），老年人糖尿病前期是指年龄在 60 岁以上的糖耐量减低（IGT）或者空腹血糖受损（IFG）患者。超重及向心性肥胖是老年人糖尿病前期的危险因素，老年人 IGT/IFG 患病率与体重密切相关，从肥胖至低体重依次递减。IGT/IFG 是正常老年人与老年人 2 型糖尿病之间的过渡状态，胰岛素抵抗是其最重要的发病机制。2 型糖尿病与 IGT 患病率随年龄增长和年代更替总体呈上升趋势，且男性患病率高于女性。2 型糖尿病与 IGT 患病率从 50 岁开始，女性 2 型糖尿病与 IGT 患病率高于男性。由此可见，老年人中女性更易患糖尿病。

肥胖是老年糖尿病的危险因子，监测血糖和控制体重是治疗老年糖尿病的前提和关键。由于老年人生理状态下糖耐量降低，餐后 2 小时血糖增高明显多于空腹血糖增高，国内调查结果显示，在平均年龄为 69 岁的冠心病患者中，仅 15% 的新诊断糖尿病患者能通过空腹血糖升高来直接诊断，85% 须经过口服葡萄糖耐量试验（OGTT）来诊断。可见单纯餐后高血糖在新诊断的老年 2 型糖尿病患者中比例相当高。因此，对老年人必须重视餐后 2 小时血糖的测定。

俗话说："有钱难买老来瘦"。可见，人们已经认识到肥胖对老年人的不利影响。除了糖尿病，肥胖还是糖尿病其他并发症的危险因素，如高血压、血脂异常等。在肥胖老年 2 型糖尿病患者治疗中必须关注高血压、血脂紊乱、血小板聚集的同步治疗，重视早期控制体重。老年人 2 型糖尿病与 IGT 患病率高也可影响其他老年病的存在、诊断和治疗，如老年糖尿病患者心、脑血管并发症多，高龄相关的多器官功能损害常见。因此，控制肥胖老年人的体重前需要对其心理、身体、认知、合并疾病及用药情况等进行仔细评估，给予合适的教育，制订可行的饮食、运动及要素治疗方案，并密切随访控制效果，检测并发症发生、发展情况，采取及时有效的糖尿病防治措施。

心理干预：采取有效措施对老年人进行情绪管理，克服他们的紧张焦虑心理；指导压力缓解，自我调整；在社区进行糖尿病相关知识宣教、健康教育及健康促进；提高老年患者知晓率，加强老年患者自我管理的技能，从而增加依从性。

生活方式干预：研究发现，与中青年相比，老年肥胖患者对生活方式干预依从性较高，且体重减轻效果更明显，可作为该群体首选的干预方案。老年肥胖患者在医疗保健人员的指导下掌握必需的肥胖自我管理知识与技能，可提高自我保健意识，建立健康生活方式，掌握体重控制策略，减少和延缓共病的发生发展，提高生活质量，减轻家庭负担。饮食方面应制订个性化营养处方，控制血糖、血脂和血压；肥胖者控制体重；提倡合理膳食，优化饮食结构；戒烟限酒。运动锻炼方面，老年人应遵循适量、规律、持续的原则；制订个性化有氧运动处方；进行中等强度运动，长期坚持；餐后进行，注意低血糖反应。

药物防控：糖尿病前期或糖尿病老年人在进行药物防控的过程中既要控制高血糖，又要避免低血糖的发生。放宽血糖控制目标，避免低血糖发生。药物防控可与饮食控制、运动锻炼同时进行；生活方式控制不具备、做不到或做得不好者必须进行药物防控；推荐药物为阿卡波糖、二甲双胍、GLP-1受体激动剂等；注意不要盲目地应用减肥药。

传统的老年肥胖患者自我管理干预形式是由专业团队在社区开展面对面的个体化或群体健康教育指导、经验交流及社会支持。信息化时代的发展，使医疗保健人员利用电话、网络、邮箱、手机短信等远程电子形式对老年肥胖患者开展自我管理健康知识宣教与随访成为可能。这种远程管理方式既节约人力成本，也有利于远程监测老年肥胖患者的自我管理状况，以有效防治糖尿病及其并发症。

第七节 了解胰岛素泵

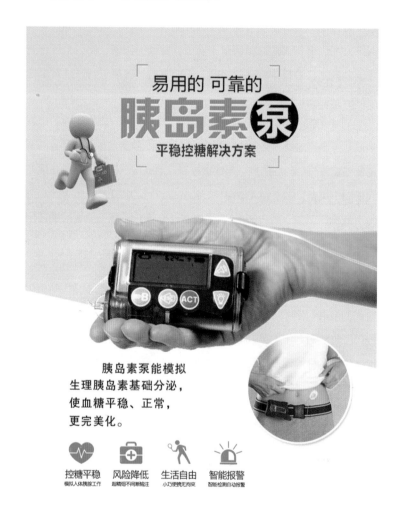

胰岛素泵能模拟生理胰岛素基础分泌，使血糖平稳、正常，更完美化。

控糖平稳
模拟人体胰腺工作

风险降低
超精细不间断输注

生活自由
小巧便携无拘束

智能报警
智能检测自动报警

胰岛素泵是通过模拟人体健康的胰腺分泌胰岛素的生理模式，将胰岛素注入人体内的装置。胰岛素泵治疗，又称持续皮下胰岛素输注（continuous subcutaneous insulin infusion，CSII），作为一种较新的糖尿病治疗方式，其疗效及安全性备受关注。

人体正常的胰岛素分泌模式大致分为全天以间隔 8～13 分钟脉冲式分泌的基础胰岛素和进餐后快速升高的餐时胰岛素。胰岛素泵模拟体内基础胰岛素分泌，使给入的胰岛素更生理化、合理化。它不仅每数分钟分泌微量胰岛素，而且全天有波峰波谷。两个波峰、两个波谷即早晨 5～6 点达高峰，下午 4～5 点达第二个高峰；上午 10 点到下午 2 点和晚上 10 点到凌晨 2 点是胰岛素生理需要量最少、自身基础胰岛素分泌量最低的时间。同时在进餐时，根据食物种类和总量设定餐前胰岛素及输注模式以控制餐后血糖。除此之外，胰岛素泵还可以根据活动量大小，随时调整胰岛素用量应对高血糖和低血糖。

胰岛素泵由 4 个部分构成：含有微电子芯片的人工智能控制系统、电池驱动的机械泵系统、储药器、与之相连的输液管和皮下输注装置。输液管前端可埋入患者的皮下。在工作状态下，机械泵系统接收控制系统的指令，驱动储药器内的活塞，最终将胰岛素通过输液管输入皮下。

胰岛素泵能模拟生理胰岛素基础分泌，使血糖平稳、正常，更完美化。

（1）由于胰岛素泵夜晚仅输出微量胰岛素，不再使用中效或长效胰岛素，便没有这两种长效制剂夜晚的高峰降糖作用，减少了夜间低血糖的风险，后半夜又能自动增加胰岛素输入以降低凌晨的高血糖，使空腹血糖及白天血糖正常化，并减少了全天胰岛素用量。

（2）不需每天多次注射。

（3）可减少餐前胰岛素用量，避免大剂量短效、中效胰岛素注射后在体内的重叠作用，减少低血糖的发生。

（4）可改善1型糖尿病患者餐后高血糖。

（5）可避免血糖波动，降低糖化血红蛋白水平，从而延缓甚至防止糖尿病多种并发症的发生与进展。

（6）可增加糖尿病患者进食的自由，使生活多样、灵活，改善其生活质量。

（7）可改善糖尿病患者的健康与营养状态，提高患者战胜疾病的勇气与生活信心，显著减轻疾病造成的沉重精神与心理压力。

（8）对于一些生活工作无规律，经常加班、上夜班、旅行、商务飞行，特别是在交通运输部门工作的糖尿病患者，使用胰岛素泵可以良好地控制血糖，无须定时进食或加餐，也不会发生低血糖。

（9）受过良好培训教育的糖尿病患者使用胰岛素泵后可以获得完全正常的代谢状况及几乎正常或完全正常的血糖水平。

虽然胰岛素泵治疗有诸多好处，但并不是所有糖尿病患者都适合胰岛素泵治疗，使用胰岛素泵有严格的适应证和适宜人群。

（1）短期胰岛素泵治疗的适应证：

·1型糖尿病患者和需要长期胰岛素强化治疗的2型糖尿病患者住院期间。

·需要短期胰岛素强化治疗的新诊断或已诊断的2型糖尿病患者。

·2型糖尿病患者伴应激状态。

· 妊娠糖尿病、糖尿病合并妊娠及糖尿病患者孕前准备。

· 糖尿病患者的围术期血糖控制。

（2）长期胰岛素泵治疗的适应证：需要长期胰岛素治疗者均可采取胰岛素泵治疗。以下人群使用胰岛素泵获益更多：

· 1 型糖尿病患者。

· 需要长期胰岛素治疗的 2 型糖尿病患者，特别是①血糖波动大，虽采用多次胰岛素皮下注射方案，血糖仍无法得到平稳控制者；②黎明现象严重导致血糖总体控制不佳者；③频发低血糖，尤其是夜间低血糖、无感知低血糖和严重低血糖者；④作息时间不规律，不能按时就餐者；⑤不愿接受胰岛素每日多次注射，要求提高生活质量者；⑥胃轻瘫或进食时间长的患者。

· 需要长期胰岛素替代治疗的其他类型糖尿病（如胰腺切除术后等）患者。

由于胰岛素泵价格高昂，需要 24 小时佩戴，且可能导致注射部位感染及低血糖和酮症酸中毒的发生，对使用者知识水平要求也较高。因此，不适合胰岛素泵治疗的人群及禁忌证如下：

· 不需要胰岛素治疗的糖尿病患者。

· 糖尿病酮症酸中毒急性期、高渗性昏迷急性期。

· 伴有严重循环障碍的高血糖患者。

· 对皮下输液管或胶布过敏的糖尿病患者。

· 不愿长期皮下埋置输液管或长期佩戴泵，心理不接受胰岛素泵治疗的患者。

· 本人及其家属缺乏相关知识，接受培训后仍无法正确使用的患者。

·有严重心理障碍或精神异常的糖尿病患者。

·生活无法自理，且无监护人的年幼或年长的糖尿病患者。

胰岛素泵进入中国市场 15 年，目前个人长期用泵者已近 4 万。据我国胰岛素泵长期使用者的调查显示，44% 为 1 型糖尿病患者，54% 为 2 型糖尿病患者，其余的 2% 为其他原因引起的糖尿病患者。现约有 3000 家医院开展了胰岛素泵治疗，据推测接受短期胰岛素泵治疗的患者已超过百万。2006 年底国际上出现了新一代带有实时动态血糖监测功能的胰岛素泵，至今全球使用者约 20 万。2009 年国际上出现了具有低血糖自动停止输注功能的更新一代胰岛素泵，并在 2013 年通过了美国 FDA 认证。带有实时动态血糖监测功能的胰岛素泵于 2012 年进入中国市场，目前已在各大医院及部分患者中使用。相信胰岛素泵的不断更新会给糖尿病患者带来更多获益。

第八节　胰岛素泵知多少

上一节介绍了胰岛素泵原理及发展历程，指出了胰岛素泵的优缺点，明确了短期及长期胰岛素泵治疗的适应证及不适合胰岛素泵治疗的人群及禁忌证，使我们对胰岛素泵有了简单的认识，但是糖尿病患者在胰岛素泵使用过程中仍有诸多疑惑，这里详细进行解答。

1. 设定胰岛素的用量

每日所需胰岛素总量主要根据患者体重进行设定，初起剂量通常为 0.6U/（kg·d）[0.4 ～ 1.0U/（kg·d）]；如果患者用泵前正在使用胰岛素，可根据现有血糖水平确定胰岛素用量。由于胰岛素泵为长期、小剂量的连续皮下注射，因此和每日两针、三针、四针的注射量相比，胰岛素泵治疗所使用的胰岛素剂量要少，减少的幅度因人而异。具体原则如下：①经常出现低血糖的患者，其胰岛素用量为用泵前的胰岛素总量×（0.7～0.8）；②血糖控制良好的患者，其胰岛素用量为用泵前的胰岛素总量×（0.85～0.9）；③血糖控制欠佳的患者，其胰岛素用量与用泵前的胰岛素总量相同。每日胰岛素总量分为两部分，一部分用于提供胰岛素基础量，另一部分用于提供胰岛素餐前追加量，基础量和餐前追加量大约各占50%。

2. 降血糖药物的洗脱期

降血糖药物间作用的重叠可增加低血糖发生的危险性。根据开始胰岛素泵治疗前降血糖药物种类，考虑不同的洗脱期。若在开始胰岛素泵治疗之前没有停用中效、长效胰岛素或口服降血糖药，可设置一个临时基础输注率，在前12～24小时输注低于计算剂量50%的胰岛素。

3. 胰岛素泵使用的胰岛素类型

胰岛素泵只能使用可溶性的短效或超短效胰岛素，且速效胰岛素效果更佳，常规浓度为100U/ml（U-100）。特殊情况可使用浓度为40U/ml（U-40）的低浓度胰岛素，但要注意换算和核实胰岛素泵有无与低浓度胰岛素相关的功能。选用胰岛素时，应遵循胰岛素说明书，中、长效及预混胰岛素不能用于胰岛素泵治疗。

4. 输注和植入部位

胰岛素泵输注和植入部位首选腹部，其次可依次选择上臂、大腿外侧、后腰、臀部等，下一个部位距离前一个3～5cm，需避开腹中线、瘢痕、胰岛素注射硬结、腰带位置、妊娠纹和脐周 2～3cm 以内，妊娠中晚期的患者慎选腹部。如果使用实时动态胰岛素泵系统，因同时还有实时动态血糖监测系统，应注意实时动态血糖监测系统的探头植入部位同上，但需离胰岛素注射部位 7.5cm 以上。

（1）胰岛素泵的安装：第一步，装入电池；第二步，开机；第三步，设置时钟；第四步，抽取胰岛素并充满泵专用储药器；第五步，将储药器装入泵内，即安装储药器；第六步，将储药器连接上输导管；第七步，设置基础量（通常由医生决定），设置餐前大剂量；第八步，充注输注导管；第九步，"埋置针头"。消毒皮肤，将导管前端的针刺入皮下并用黏胶膜固定。

（2）胰岛素泵耗材使用规范：在胰岛素泵的使用过程中，导管内外层采用的聚氯乙烯材料，可使空气中的二氧化碳透过，并溶入胰岛素溶液中，降低其 pH 值，使胰岛素发生结晶沉淀。反复使用同一根导管或过期使用输注导管，可引起胰岛素结晶沉淀，阻塞导管。另外，使用的针头太细，反复拆分导管，多次暂停输出，都容易在针头处形成胰岛素结晶沉淀，阻塞针头。胰岛素结晶沉淀会影响胰岛素的输注，导致设定剂量不能达到，可能导致血糖升高。胰岛素阻塞导管时，应更换新的输注管道。如阻塞针头，则更换新的皮下输入装置。

各种品牌胰岛素泵零配件不同，胰岛素泵需及时更换耗材：

·电池：平均寿命 1～2 个月。

·螺旋活塞杆：1～2 年。

·转换接头：1～2 个月，如有渗裂应及时更换。

· 防水塞：如塞柄断裂，应及时更换转换接头并更换新的防水塞。

· 储药器：用完即换。

· 输液管：根据使用说明书在规定的时间内使用，通常 3 天。

· 当储药器内胰岛素用完后，应更换新的储药器与新的输液管。

· 探头：使用寿命 3 天。

5. 胰岛素泵环境影响因素

当飞机起飞时，胰岛素泵随着机舱气压的下降，平均排出额外 1 ～ 1.4U 的胰岛素；当飞机降落时，气压的上升则使胰岛素泵排放少于 1U 的胰岛素。因此建议患者在飞机起飞和降落之前把胰岛素泵和针筒拆开，并确保胰岛素内没有气泡再把它装好。高压氧治疗是在超过 1 标准大气压（1 标准大气压约为 $1.01×10^5Pa$）的环境中呼吸纯氧，一般常规治疗压力在 2 标准大气压左右，很明显超过了部分品牌胰岛素泵的工作大气压力范围。磁共振、CT、X 线都可能对胰岛素泵产生影响，应在进行上述治疗及检查前摘掉胰岛素泵。

饮食、运动、情绪均可对糖尿病患者的血糖产生影响，尤其是在医生和患者还没有掌握胰岛素用量与其血糖变化关系时更是如此。患者与医生密切配合是取得胰岛素泵治疗最佳效果的关键。